REFLEXOLOGÍA
LA SALUD A TUS PIES

REFLEXOLOGÍA
La salud a tus pies
es editado por
EDICIONES LEA S.A.
Bonpland 2273 C1425FWC
Ciudad de Buenos Aires, Argentina.
E-mail: edicioneslea@latinoa.com.ar
Web: www.librosyrevistas.net

ISBN Nº 987-22032-6-1

3º edición

Impreso en Argentina.
Gráfica Pinter S.A. / T-Tres Productora Gráfica.
Junio de 2005.

Reflexología : salud a tus pies. - 1a ed. - Buenos Aires:
Ediciones Lea, 2006.
128 p.; 20 x 14 cm.

ISBN 987-22032-6-1

1. Reflexología. 2. Mecanoterapia. I. Título
CDD 615.822

REFLEXOLOGÍA
LA SALUD A TUS PIES

Carlos Adolfo Oribe

INTRODUCCIÓN

La salud está más cerca de lo que todos suponemos. En ocasiones entendemos a la salud como una dicha que, al igual que la felicidad, nunca es completa o alcanzable de manera total, íntegra. Siempre hay un dolor, una molestia pequeña, alguna dificultad que, aunque tenue, imposibilitan un estado de bienestar perfecto. Acaso, la perfección sólo exista en su definición de diccionario; pero en los hechos reales, la perfección no existe. Lo que sí estamos en condiciones de hacer es de acercarnos lo más posible a un estado de plenitud. Buscar y buscar, incesantemente. Caminar de manera inquebrantable hasta acercarnos lo más que podamos a la meta. Nunca traspasaremos ese límite. Nadie nos bajará la bandera de llegada, como a un corredor exhausto. Aunque pensemos que podemos pasar la línea, esta se correrá un poquito más allá, y así sucesivamente. Pero no debemos bajar los brazos, detener nuestro andar, perder de vista esa bandera de llegada. Cuanto más nos aproximemos, más cerca de la perfección estaremos, más sanos y saludables, más felices, más dichosos, más plenos, más vivos en todo el sentido de esta palabra, tan milagrosa como nuestra existencia. Quizás, vivir sea simplemente eso, sólo eso: un caminar irrenunciable hacia lo mejor de nosotros mismos. Por eso, es preciso repetir las palabras que iniciaron esta introducción: la salud está más cerca de lo que todos suponemos. ¿Cómo? ¿De qué forma acceder a la salud casi total? ¿Qué es lo que debemos hacer para lograrlo? ¿Cuán dificultoso es? Es aquí donde entra en juego la reflexología, ya que esta disciplina conoce las respuestas a interrogantes tan esenciales.

No explicaremos ahora qué es la reflexología; no es el momento. Este libro se encargará de hacerlo a lo largo de sus páginas. Sí es necesario expresar que la reflexología nos mostrará el maravilloso camino de la salud. Será nuestro guía cuando emprendamos el camino. Como una persona que nos alienta, nos impulsa, nos obliga, nos seduce, nos exige, nos mima, nos revela la ruta correcta entre tantas que conforman al misterioso universo. La reflexología nos conducirá de la mano hasta encontrar la salud que nos merecemos.

Pero la reflexología no hará esto por sí sola. En verdad, ninguna disciplina o medicina puede conducirnos hacia la salud por sí sola. Nosotros debemos hacerlo. De nosotros depende. Somos nosotros y nadie más que nosotros los que podemos ser artífices de nuestro propio destino. La reflexología, entonces, se convertirá en nuestro puente, en nuestro medio, como un amuleto que miraremos e imploraremos en los casos en que haga falta.

Por lo tanto, el primer paso es querer. Querer cambiar, si es que estamos en el camino equivocado. Y querer continuar con todas las fuerzas y energías, si es que vamos en la ruta correcta. El segundo paso es aceptar a la reflexología como la disciplina por la cual podemos concretar la búsqueda deseada. Y este no es un punto menor, porque debemos luchar contra los prejuicios, el desconocimiento, la discriminación y la indiferencia de mucha gente que prefiere ver a la reflexología, como a otras terapias llamadas alternativas, como una ciencia de menor envergadura, acaso ni siquiera una ciencia, incapaz de lograr los objetivos que esta disciplina manifiesta. Es decir, ven a este tipo de terapias como algo inexistente, engañoso y, en ocasiones, hasta peligroso para la salud. Vaya paradoja. Existen personas (no debemos excluirnos ninguno de nosotros porque se trata de una cuestión casi inherente a nuestra condición humana) que le temen o rechazan lo diferente, aquello que en apariencia es distinto, extraño, fuera de lo que consideran normal según los arbitrarios cánones de la normalidad. Esta conducta es peligrosísima. Es la clásica actitud que origina racismo, antisemitismo, xenofobia, terrorismo, fanatismo. Debemos tener la suficiente inteligencia para comprender que ser diferente no significa ser peor, malo o peligroso. Diferente y enemigo no son sinónimos. Además, lo diferente deja de serlo cuando empezamos a conocerlo, a aceptarlo y, ¿por qué no?, a admirar sus cualidades, menos ocultas de lo que podíamos imaginar. Se trata de una actitud de vida, de paz, ante nosotros y ante todo lo maravilloso que nos rodea.

Tampoco es el momento ahora; ya habrá tiempo para que este libro se encargue de señalar –y de demostrar contundentemente– que la reflexología no es una ciencia engañosa, mercantilista, efímera, oportunista. Sólo un dato: se trata de una disciplina milenaria, originada en Oriente, que académicos en medicina convencional de Occidente se encargaron de traer y estudiar, a lo largo de la historia, y de comprobar que, lejos de ser algo perjudicial para la salud, la mejoraba por completo. Hoy, la reflexología, más allá de sus detractores de siempre, goza del prestigio y reconocimiento de casi todos los ambientes de la sociedad a nivel mundial, incluso de los universitarios.

Era necesario hacer esta aclaración, porque la lectura de éste libro tiene que emprenderse siempre y cuando exista un convencimiento de que lo que aquí está escrito es verdad, es posible y hasta es demostrable con las contundentes pruebas de los hechos, de los millones de hombres y mujeres que hicieron de la reflexología el medio para mejorar sus vidas. Entonces, el tercer paso en el camino de la vida es el convencimiento. Tenemos, así, tres factores preponderantes, un triángulo que constituirá el comienzo del viaje: querer, elección y convicción. A partir de estos tres puntos, el viaje hacia la salud es posible.

Para disipar toda duda: ¿Qué daños puede ocasionar una disciplina que no utiliza, en sus terapias de curación, ningún elemento externo, ningún medicamento compuesto por químicos y sintéticos, ningún rezo a una superstición oculta, ninguna lámpara de Aladino, ninguna carta o polvo mágico, nada pero absolutamente nada que no sea natural y se encuentre en nosotros mismos? ¿Qué engaños hay en una ciencia capaz de curar a través de las manos y los pies? La reflexología entiende que, si la enfermedad entró en nuestro propio organismo, es entonces nuestro organismo quien tiene que encontrar la forma de expulsarla. Salud y enfermedad conviven en y con nosotros. La reflexología es sólo un vehículo que conoce las técnicas naturales para hacer de esa convivencia algo más justo; es decir, que sea la salud la que ocupe la mayor parte de nuestro ser. De eso se trata.

Debemos decir, por otra parte, que este libro está dirigido especialmente a aquellas personas que recién se inician en el fabuloso mundo de la reflexología, o desean hacerlo. Se trata de un libro que, aunque posea algún que otro término específico, está enfocado a los que poco o nada saben sobre reflexología. Es como un manual de consulta permanente, en el cual no sólo están expresados los aspectos teóricos necesarios para una buena y completa comprensión de la reflexología, sino aquellos ejercicios básicos, caseros, simples de aprender, para hacer de la reflexología algo práctico, posible, concreto y agradable. O sea, reflexología para aprender y practicar en casa. Un consejo: leer el libro sin saltearse secciones, tal cual fue diseñado según el índice. Querer saltar rápidamente a los aspectos prácticos, a los ejercicios reflexológicos, sin antes conocer la teoría, sería un grave error. En este tipo de disciplinas, la teoría constituye la base, el fundamento, el pilar, el sostén de los ejercicios. Sin teoría, con la práctica no podremos alcanzar los resultados previstos, puesto que careceremos de los conocimientos esenciales para arribar a buen puerto. Teoría y práctica se complementan, van de la mano, juntas, como la reflexología y nosotros en el andar de la vida.

Acaso, aquellas palabras del comienzo encuentren durante el desarrollo del libro el significado correcto. La salud está más cerca de lo que todos suponemos. Sólo hay que saber hacia dónde mirar. Empecemos observándonos a nosotros mismos.

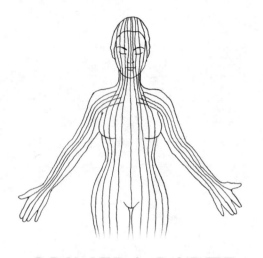

PRIMERA PARTE

La teoría

Primeros conceptos sobre reflexología

Difícil palabra que conviene estudiar, detenidamente, sin prisa, punto por punto, como modo de sentar bases sólidas y duraderas para encarar sin fisuras las secciones por venir.

Etimológicamente, reflexología deriva de una palabra madre: reflejo. El reflejo es un efecto orgánico a un estímulo determinado. Se trata de una respuesta corporal que tiene lugar en un área alejada, más o menos distante, de aquella que fue estimulada. Este efecto se produce involuntariamente, puesto que ante un estímulo cualquiera, las vías o los canales nerviosos y energéticos que conectan todas las partes de nuestro cuerpo reaccionan sin que podamos hacer nada para evitarlo. En consecuencia, podemos definir al reflejo como una respuesta involuntaria o inconsciente a un estímulo determinado. Pero aunque no estemos en condiciones de evitar el efecto, sí podemos predecirlo, inducirlo a través de un estímulo que, en este caso, sí será voluntario, consciente, deseado, buscado.

La primera definición de reflexología, entonces, podría ser: se trata del estudio de los reflejos biológicos que se producen a través de los estímulos corporales.

Pero la reflexolgía es, además, un arte curativo y preventivo, una terapia natural, una rama de la medicina alternativa, un complemento de la medicina tradicional y, por qué no, una ciencia cuyas bondades están al alcance de todos.

Ahora bien, ¿de qué forma se produce un efecto a un estímulo determinado? Son los pies y, en menor medida las manos, las zonas del cuerpo que permiten ser estimuladas con el fin de provocar un efecto en otras zonas de nuestro ser. Y este estímulo se realiza mediante las técnicas que utiliza un terapeuta a través de sus dedos pulgar e índice, los cuales son empleados para proporcionar una suerte de masajes que originan el estímulo deseado. De esta forma, el estímulo viajará por los canales nerviosos y energéticos alojados en el interior de cada organismo hasta provocar en una zona determinada el efecto anhelado.

Surge, aquí, otra pregunta importante: ¿Con qué fin es utilizada la reflexología?. La reflexología sirve para tratar y prevenir diversos trastornos o enfermedades, pero también para proporcionar placer. Es decir, la reflexología sirve tanto para curar como para suministrar, bienestar. (Más adelante observaremos en detalle los diversos y numerosos resultados que pueden alcanzarse a través de la reflexología).

Repetiremos, en este momento, aquellos cinco conceptos básicos que deben ser aprendidos, de manera teórica, para encarar de lleno los aspectos prácticos de la reflexología:

1- La reflexología es una disciplina mediante la cual es posible ejercer estímulos corporales precisos con el fin de conseguir un efecto determinado.

2- El cuerpo humano está conectado por numerosos canales nerviosos y energéticos. De ahí que sea posible la unión de una zona corporal con otra más alejada a través de la técnica de la reflexología.

3- Las zonas del cuerpo que permiten ser estimuladas son los pies y, en menor medida, las manos. A partir de pies y manos es posible acceder a todas las otras zonas del cuerpo.

4- Existen terapeutas calificados que conocen la técnica de la reflexología, los cuales, a través de masajes en los centros reflejos (en pies y manos), producen la acción estímulo-efecto.

5- La reflexología sirve para curar, prevenir y suministrar placer y bienestar.

Este libro analizará con mayor profundidad la reflexología a partir de los pies –aunque a lo largo de sus páginas jamás perderá de vista los aspectos concernientes a las manos–, puesto que son los pies, fundamentalmente, la zona del cuerpo más empleada por la reflexología convencional conocida en Occidente.

Los pies, cimientos de nuestro ser

Pensemos en un gran edificio, alto, imponente, majestuoso, sólido, de fachada firme, en apariencia indestructible, compuesto en su interior por un sofisticado sistema de energía y de seguridad, con ascensores veloces y herméticos que conectan cada piso con sólo presionar un botón. En síntesis, pensemos en un edificio importante, moderno, insuperable. Sin embargo, tanta solidez y tecnología, están sustentadas en sus cimientos, en sus raíces, en su base capaz de sostener todo lo demás. Sin una base firme, sin ese sostén, el edificio, por más bonito que parezca, se desmoronaría con la misma velocidad con que lo haría un frágil castillo de naipes. Pensemos ahora que ese edificio somos nosotros mismos. Que ese edificio es nuestro cuerpo y todo lo que lo integra: piel, carne, sangre, huesos, órganos, nervios, energía, mente, espíritu. Y pensemos que los cimientos son, ni más ni menos, nuestros pies.

A través de ellos, todo lo demás cobra sentido. La reflexología, ciencia sabia, no hizo más que darse cuenta de eso y de concederle a los pies la importancia que no todo el mundo logra ver.

Los pies son una puerta de entrada. Si el cuerpo humano está integrado por canales cercanos y distantes que conectan cada zona, cada célula, cada organismo, como si fueran las vías de un ferrocarril, los pies, entonces, son el andén principal de esas vías; la estación central, el origen de ese maravilloso recorrido por el interior de nosotros mismos.

Los pies nos sostienen en un sentido mucho más profundo que el físico. Nos sostienen de pie, claro, pero también nos sostienen ante la vida, nos enseñan un camino, nos muestran una ruta de salud y belleza, elementos imprescindibles para vivir mejor. La reflexología, nexo entre los pies y las demás partes de nuestro ser, sirve para mejorar la calidad de vida. No debe, pues, ser desdeñada.

Caminando hacemos camino. Y dejamos huellas, las marcas de nuestro andar. Esas huellas nos explican. Recorrerlas es repasar nuestra vida, como si miráramos un álbum de fotografías por el cual reconocemos, hoy, lo que fuimos y, de alguna manera, seguimos siendo. Como un mapa trazado a fuerza de peregrinar. Cada huella es una línea que se conecta con la que sigue; nosotros, los artífices de esas huellas, siempre, indefectiblemente, iremos un paso adelante. Jamás nos alcanzarán nuestras huellas . Pero es posible detenerse, darse vuelta y mirarlas. Acaso observemos que estas huellas cercanas difieren de aquellas, las primeras. ¿Por qué motivo, si son los mismos pies quienes las originaron?. Tal vez, en un punto del camino, la reflexología haya hecho su milagrosa aparición en nuestra vida, modificando para bien cada paso que damos, perfeccionándolos.

Hay quien dijo que se puede conocer un país, y el mundo entero, observando los pies de quienes lo caminan. De la misma manera nos podemos reconocer, como individuos, en nuestros pies. Suaves, ásperos, rígidos, flexibles, los pies nos explican física, mental y emocionalmente, y constituyen, además, la estructura por la cual es posible proporcionar y recibir bellos masajes según las técnicas de la reflexología, disciplina que, como un cartero incansable, lleva sus enseñanzas a quienes las necesiten, caminando incansablemente a lo largo de su rica historia. La reflexología, al igual que los pies, hace camino al andar.

Los pies no son el final de nuestro cuerpo, las extremidades inferiores. Los pies son el comienzo, aunque en apariencia estén abajo.

Por los pies empieza todo. A partir de ellos se entiende todo lo demás. Los pies son el primer capítulo del libro de la vida, las palabras iniciales, el "había una vez...". Los pies poseen su propio lenguaje y, a partir de sus signos y grafías, nos comprendemos. Así lo ha interpretado la reflexología, lectora avezada de tan importantes páginas.

A modo de mandamientos reflexológicos, he aquí tres puntos fundamentales para tener en cuenta:

1- Descreer de aquellos que desdeñan las bondades del pie y su conexión con todo el organismo.

2- No dejarse contaminar por quienes culturalmente dividen al mundo (a la vida) en dos partes opuestas, contradictorias, enemistadas. Arriba (mejor o superior) y Abajo (peor o inferior). Norte y Sur. Cabeza y Pies. El mundo (la vida, nuestra vida) es uno solo y cada uno de sus imprescindibles componentes se encuentran conectados entre sí, necesitándose como un pez necesita al agua o un hombre al aire que respira cada día.

3- De nosotros depende encontrar el justo equilibrio que nos permita una sana armonía entre cada parte de nuestro ser. La reflexología viene a nuestro rescate como una acertada terapia para dicho fin. Sepamos aprovecharla.

Que así sea.

Historia de un arte milenario

Al igual que el yoga, la aromaterapia o la acupuntura, por mencionar sólo algunos ejemplos, la reflexología es un arte milenario que, como aquellos, no son improvisados ni vanguardistas (aunque es en estos tiempos cuando alcanzaron un nivel de exposición notoriamente más elevado). No es caprichosa la comparación entre todas estas disciplinas, a las que se le pueden agregar otras que posean rasgos comunes.

Todas tienen un fuerte componente curativo y preventivo; son consideradas medicinas alternativas, aunque cada vez con mayor asiduidad se las emplea como complementos de terapias convencionales; y todas ellas, repetimos, son añejas, milenarias, lo que les otorga la ventaja de la experiencia y el perfeccionamiento a lo largo del tiempo. Si se mantienen, si continúan existiendo, si se las siguen empleando, es gracias a sus bondades reiteradamente demostradas siglo tras siglo, paciente tras paciente. Es en este contexto en donde la reflexología manifiesta su credibilidad y desde donde debe ser contada su historia.

Ya los chinos, 3000, 4000 o 5000 años antes de Cristo empleaban una forma de terapia a presión, llamada digitopresión. Se cree que en algún tiempo antes de que los chinos utilizaran agujas para la sanación (acupuntura), empleaban sus manos y las puntas de sus dedos con técnicas similares a la reflexología actual.

Pero los chinos no son los únicos que se atribuyen el descubrimiento de este arte. También lo hacen los egipcios: en la pirámide del gran Médico de Saqqara, una serie de pinturas que datan del año 2330 antes de Cristo muestran que la terapia de sanación por medio de pies y manos era utilizada entre los habitantes de aquellos remotos tiempo y lugar.

Milenarios grabados hindúes también demostrarían que la reflexología (aclaremos que aún no se empleaba este término en las lenguas originales) era utilizada en la época de Buda, padre del yoga. Por lo visto, Oriente vuelve a ser pionero en la aplicación de una disciplina curativa que, en aquellos tiempos, además constituía una forma de vida.

Entendamos que el yoga (para continuar con el ejemplo), aún ahora, en Oriente no sólo constituye una gimnasia o una terapia sanadora y rejuvenecedora, también es una suerte de religión o, si se quiere, un estilo de vida que une al hombre con el universo todo. En aquellos tiempos, cualquiera de estas disciplinas –reflexología incluida– eran mucho más que lo que en la actualidad los países occidentales entienden por ellas. Acaso, el mundo, en ese aspecto, haya involucionado y, hoy, el hombre esté más cerca de las cosas materiales que del propio espíritu. Siempre habrá tiempo para un cambio.

Occidente comenzó a interesarse en la reflexología recién promediando el siglo XIX y, principalmente, a comienzos del XX, cuando el doctor estadounidense William H. Fitzgerald comenzó con sus investigaciones sobre este método de curación que, años más tarde, recibiría el nombre de "terapia zonal".

Fitzgerald fue un pionero occidental que dividió el cuerpo en diez zonas verticales, cinco a cada lado del cuerpo (más adelante se estudiará en detalle esta teoría, base de la reflexología moderna, y se adjuntará la ilustración correspondiente para una mejor comprensión). Fitzgerald demostró que existe un vínculo energético entre cada parte del cuerpo y que, mediante la aplicación de presión con los dedos de la mano en un área particular del pie, era posible la reducción de dolor en otras áreas siempre que estuvieran alojadas dentro del mismo grupo zonal. Ni más ni menos que la técnica de estímulo-efecto.

Fitzgerald comprobó que, además del pie, existen otras zonas del cuerpo humano capaces de recibir estimulación para provocar efectos en otras partes del organismo. Dijimos que las manos eran una de ellas. Otras: lengua y orejas. Desde luego, el tratamiento en esas áreas es por demás incómodo, por lo que los pies se transformaron en los líderes de la reflexología.

De a poco, Fitzgerald erradicó el escepticismo que reinaba en la comunidad de aquellos años con respecto a esta novedosa terapia, y logró alcanzar un éxito de curación de más del 70 por ciento.

Sin embargo, fue la fisioterapeuta norteamericana Eunice Ingham quien, años más tarde, desarrolló las técnicas de la reflexología mediante la estimulación en los pies y manos, transformándose, de esta forma, en una precursora que redondeó y perfeccionó las bases de la reflexología como hoy se la conoce en el mundo occidental. Fue Ingham, sin dudas, quien le otorgó a la reflexología la categoría científica que hoy posee. Ingham falleció en 1974; tenía 85 años y jamás claudicó en sus estudios que permitieron profundizar y sistematizar la teoría zonal que Fitzgerald había comenzado.

El mundo le debe a los chinos, egipcios e hindúes, pero también a estos dos investigadores norteamericanos, el hecho que hoy la reflexología se encuentre felizmente entre nosotros.

Gracias a aquellos viejos esfuerzos, a aquellas numerosas horas de estudio e investigación, a la paciencia y la perseverancia, a la inteligencia y la tenacidad, gracias a la fiesta del descubrimiento, el bienestar está al alcance de nuestras manos (y pies).

Gracias a todos ellos podemos detener nuestro andar, darnos vuelta y observar con alegría que nuestra última huella fue mejor que la anterior.

Felices pasos.

Desde adentro

La historia de la reflexología, como hemos observado, es apasionante y posee sólidas bases científicas. Sin embargo, más allá de los diversos nombres y apellidos de los doctores que ayudaron a descubrir y perfeccionar la técnica de la reflexología, de las precisiones o imprecisiones con respecto a los miles de años que tiene de historia, de si por primera vez fue en la India o en Egipto, y del momento en que pasó de Oriente a Occidente, la reflexología posee un origen mucho más remoto y milagroso y, al mismo tiempo, más cercano de lo que suponemos.

Al igual que otras disciplinas alternativas, la reflexología no es un producto inventado por el hombre. La reflexología ha nacido con el hombre. Y más aún, ha nacido en el hombre (abarcando con este concepto tanto a hombres como a mujeres). Es decir, el hombre, desde siempre, ha llevado consigo los dotes de la reflexología, sólo que al comienzo no lo sabía. Con los años, se ha dado cuenta (ha descubierto) que en su interior se alojaba un mecanismo capaz de curar y prevenir. A este mecanismo lo bautizó reflexología.

De esta forma, podemos afirmar que la reflexología es tan antigua como el hombre mismo, tan milagrosa como la propia existencia, y tan cercana como que se encuentra alojada en cada uno de los hombres y mujeres que habitan en la Tierra.

Por lo tanto, también estamos en condiciones de aseverar que la reflexología es una de las disciplinas medicinales más naturales que existe y que ha existido en el mundo. Sólo se necesitan las manos del terapeuta, los pies del paciente y la utilización de una técnica que no precisa de ningún elemento externo. En nosotros se esconden las verdades de la salud. La reflexología moviliza esas verdades, brindándoles un cauce que hace que esta disciplina sea catalogada como un arma eficaz para combatir y prevenir todo tipo de enfermedades.

De esta manera, al no necesitar producto externo alguno para ser incorporado en nuestro organismo, la reflexología es también una disciplina simple, llana, limpia, transparente, sin dobles discursos, sin engaños, sin intereses comerciales, sin laboratorios, sin farmacias, sin comerciantes, sin recetas, sin medicamentos, sin cirugía, sin hospitales, sin internaciones, sin patentes, sin fórmulas, sin academias, sin sufrimiento, sin excusas, sin misterios. La reflexología se practica en casa, en la intimidad de un hogar, tan simple como eso. Y repetimos, sólo es necesario la presencia de un terapeuta. No obstante, el conocimiento de las técnicas reflexológicas por parte del paciente, puede originar, además, que la presencia del terapeuta consiga ser evitada. Es decir, el mismo paciente estará en condiciones, en algunos casos, de suministrarse un propio tratamiento. La autoterapia es algo posible. Este libro explicará, más adelante, la forma en que un autotramiento puede ser llevado a cabo con éxito.

Por todo lo mencionado hasta aquí, los lectores deberán sospechar de quienes intentan atribuirse algún tipo de hegemonía con relación a la reflexología, como si esta disciplina fuera un imperio y ellos los inventores y reyes del mismo. La reflexología no tiene dueño, pues todos la llevamos dentro. Existen quienes nada saben sobre reflexología y quienes la ejercen (los reflexólogos) empleando magistralmente las diversas técnicas, pero de ninguna manera existen niveles jerárquicos dentro de la reflexología, como si se tratara de un club elitista integrado por los que mandan y los que acatan órdenes y normas de admisión y permanencia. Nada tan alejado de todo elitismo como la reflexología.

La salud, el bienestar, la belleza, el disfrute, no son patrimonio de unos pocos. Ni siquiera debemos afirmar que son patrimonios de la mayoría. Lo acertado es decir que son patrimonio de todos, sin excepción alguna. Por eso hay que considerar a la reflexología como una disciplina noble, amiga, transparente, tanto como que forma parte de nosotros mismos. Aceptarla es aceptarnos como integrantes de un sistema natural capaz de brindar salud. Porque la salud no es una cosa que debe ser comprada afuera, al mejor postor, como una mercancía cualquiera. La salud no se negocia; está dentro nuestro; siempre lo ha estado y nunca dejará de estarlo. Con la reflexología descubriremos a nuestra salud y aprenderemos a vivir con gozo y dicha.

La terapia total

La reflexología, al igual que otras terapias alternativas, reciben la calificación de holísticas. Esto significa que en los tratamientos no convencionales suele verse al paciente como un ser humano en su totalidad, para nada desligado del ambiente que lo rodea, del universo que lo contiene, del espíritu que lo explica y del interior y exterior de su cuerpo hasta el más mínimo detalle o remoto rincón. De este modo, se tienen en cuenta absolutamente todos los aspectos de su vida y la existencia milagrosa que lo trasciende.

Holísitica es un vocablo que deriva del griego "holos" cuyo significado es "entero, completo". La holística, por lo tanto, es una filosofía, un estilo de vida, un modo de mirar al ser humano en su integridad y globalidad.

Las medicinas tradicionales, en cambio, observan al paciente en segmentos, determinando una dolencia, diagnosticándola, apartándola, tratándola de manera individual, curándola mediante diversos tratamientos, pero sin reparar de manera profunda en otros aspectos de la vida de ese paciente que, acaso, tengan relación con aquella enfermedad. No significa que esté mal. Son sólo maneras diferentes (pero encontradas en algún punto) con que las terapias alternativas y convencionales atacan un problema.

Asimismo, existe una rama de la reflexología denominada "sintomática", que se asemeja bastante al concepto medicinal de las terapias tradicionales, puesto que aplican su técnica en el paciente de manera sintomática, gradual, prestando más atención a la zona afectada determinada que a la totalidad del paciente. Este tipo de reflexología sirve para aliviar un dolor, de manera urgente, rápida y eficaz, atenuando los efectos de un trastorno que requerían, desde el vamos, una acción rápida. Lo conveniente es, una vez solucionado el problema local, encarar un tratamiento global en base a la reflexología holística.

Las causas de una enfermedad determinada y localizada en algún punto del organismo de una persona no siempre están alojadas en ese punto. Los orígenes pueden ser muy profundos y distantes. Es posible aliviar el dolor mediante un tratamiento eficaz y rápido. Pero la reflexología holística prefiere indagar las causas, rastrear las pistas, hallar las raíces, investigar el terreno en todos sus planos, físico y espiritual, puesto que entiende al hombre como un todo, en el que cada uno de los componentes que lo integran, por más desasociados que parezcan, se encuentran conectados por vías no tan misteriosas como el común de la gente suele suponer.

La medicina convencional combate una enfermedad una vez que ésta ya se ha instalado en el organismo del paciente. La reflexología holística, en cambio, es un arma a menudo infalible a la hora de la prevención. Al practicarse la reflexología de manera habitual, frecuente, asidua, aunque no se tenga ningún dolor o enfermedad visible o consciente, estaremos fortificando nuestro mecanismo de defensa y mejorando nuestra calidad de vida, elementos imprescindibles para evitar y prevenir cualquier trastorno de salud.

Por todos estos contundentes motivos, y aquellos otros que este libro irá difundiendo a lo largo de sus páginas, capítulo a capítulo, debemos considerar a la reflexología como una ciencia completa, entera, total, abarcadora, global, integral, indivisible –palabras que son sinónimos y definición de lo holístico–, capaz de curar y prevenir, no sólo el cuerpo, también el alma. De ahí su importancia y trascendencia.

Consideraciones sobre las distintas medicinas

Se entiende por medicina alternativa a aquellas terapias ubicadas en los márgenes o rincones de la medicina clásica, convencional o tradicional. Se trata de aquellas terapias que, ante una dolencia, combaten el mal con tratamientos no utilizados o poco frecuentados por las terapias clásicas. La reflexología debe ser ubicada dentro de este marco. En todo momento tendrá que ser entendida sin perder de vista este contexto.

En la sección anterior ya hemos establecido algunas diferencias entre ambas medicinas. Existen, por supuesto, muchos más detalles y pormenores que podrían ser mencionados en este aspecto. Sin embargo, el motivo de esta sección es acercar consideraciones generales que ayuden a entender un poco más las diferencias entre lo alternativo y lo convencional y, también, los grandes puntos de semejanza que poseen entre sí.

La medicina no es una ciencia exacta, puesto que la salud y la enfermedad son materias vivas, movedizas, cambiantes. Por eso, la línea que separa lo alternativo de lo convencional también es movediza, frágil, delgada, corrediza, según las circunstancias y los tiempos. Esto quiere decir que lo en algún momento fue alternativo, con el tiempo pudo convertirse en tradicional. Pongamos como ejemplo a la psicología, rama de la medicina que hoy nadie se animaría a calificarla como marginal o alternativa. Pero cuando Sigmund Freud comenzó sus experimentaciones en esta materia, la gente de aquella época lo veía poco menos que como a un bicho raro, excéntrico, loco. Este ejemplo demuestra que lo que comenzó como alternativo terminó como tradicional y aceptado por todas las academias científicas.

La reflexología, hoy, no goza de tamaña aceptación en el mundo de la ciencia tradicional y occidental, pero cada vez con mayor fuerza va ganando terreno. Existen países (Alemania, Israel, España, entre otros) que emplean la reflexología como terapia complementaria en hospitales y centros de salud por intermedio de médicos, enfermeras, fisioterapeutas y reflexólogos.

Quién sabe, en un futuro no muy lejano, la reflexología adquiera en el mundo entero las pompas de otras disciplinas pero que, en honor a la verdad, aunque así no fuera tampoco desacreditaría los buenos resultados hasta ahora conseguidos mediante su técnica terapéutica. Los títulos nunca van adelante de las capacidades de quienes los merecen. Primero son el talento, la probidad, la capacidad y los resultados; con suerte, luego serán las estampillas, aquellos rótulos que certifican el exitoso trabajo de años.

Por otra parte, de a poco, el mundo empieza a aceptar, en un acto noble alejado de toda discriminación o exclusión, a aquellas disciplinas que pueden otorgar beneficios que con terapias convencionales no siempre son alcanzados.

Por este motivo, la medicina tradicional, en ocasiones cada vez más frecuentes, utiliza las terapias alternativas como complemento de sus propios tratamientos. La reflexología, como la aromaterapia, el yoga o las diversas formas de masajes, son utilizados por los médicos como una manera de complementar y profundizar la curación. Las terapias alternativas y la medicina convencional muchas veces van felizmente de la mano, alejadas de cualquier enemistad absurda. Y así como la medicina convencional pide ayuda a las terapias alternativas, éstas, en varias oportunidades, prefiere no inmiscuirse en terrenos delicados en donde la medicina clásica ya ha experimentado y probado sus resultados benignos. Es ahí en donde las medicinas alternativas –reflexología incluida– aconseja a sus pacientes la consulta con un profesional de otras ramas. La salud no es un juego y nadie puede adjudicarse un saber absoluto, omnipresente, teniendo en cuenta que el ámbito de la salud sigue siendo tan misterioso como inexplorado, dado su infinitud. No es casual el dicho: "Ante cualquier duda consulte a su médico". Lamentablemente no siempre es tenido en cuenta, por lo que surgen dos puntos negativos en el paciente: primero, el dejarse estar, la despreocupación, la indiferencia ante un síntoma determinado, con el posterior agravamiento de la enfermedad. Segundo, la automedicación, que puede estar dada tanto en el terreno de la medicina convencional como en el ámbito alternativo. La reflexología, mal utilizada, puede ocasionar resultados peligrosos o indeseados. Bien empleada, repetimos, es una disciplina noble y amiga. Esta reflexión sirve también para la medicina clásica.

No debemos olvidar que los pioneros de la reflexología en Occidente venían de la medicina clásica o tradicional. Tanto Fitzgerald como Ingham eran experimentados doctores en medicina convencional, con sus respectivos estudios y títulos académicos. Y ellos, fuera de cualquier prejuicio o ceguera, entendieron que un arte milenario que ha deparado tantas bondades a lo largo de la historia no podía ser tan malo ni estar tan alejado del ambiente de la salud y la medicina como para dejarlo a un lado. Ambos tuvieron la visión y la inteligencia para aceptar que lo distinto también puede ser bueno. Que lo diferente, al conocerlo, deja de ser diferente. Actuaron sin prejuicios, sin discriminación. Ellos vieron en la reflexología un arma eficaz para tratar y prevenir dolencias de todo tipo y para mejorar la salud y la vida toda.

Todas las zonas

La ilustración que acompaña esta sección ayudará a comprender de manera más gráfica y simple el proceso por el cual la reflexología entra en acción; sin embargo, también intentaremos explicar con palabras dicho mecanismo que, aunque en apariencia complicado, su entendimiento no debería encerrar grandes dificultades.

El cuerpo humano se divide en diez zonas longitudinales o verticales con cinco zonas a cada lado del eje central. Ambas zonas se encuentran numeradas del uno al cinco. Cada una de estas zonas tiene su correspondencia con las plantas de los pies. He aquí un ejemplo: el riñón izquierdo, que se encuentra en las zonas dos y tres del cuerpo, posee su punto reflejo en las zonas dos y tres del pie izquierdo. Es decir, el cuerpo se divide en dos partes exactas, de manera vertical, y cada parte, numeradas del uno al cinco, funciona de manera independiente de la otra.

Ahora bien, seguiremos ejemplificando de manera tal que el mecanismo funcional de la reflexología quede, en la parte teórica, lo suficientemente asimilado en el lector. El estado de un órgano dentro de una zona específica puede llegar a afectar el estado de otro órgano localizado en idéntica zona. Así, los trastornos de riñones y de ojos en ocasiones se relacionan, ya que el riñón y el ojo se encuentran en la misma parte zonal.

Existen órganos, a su vez, que se encuentran en ambas zonas. Por ejemplo, el estómago, cuya mayor porción se aloja en el lado izquierdo del cuerpo, mientras que una parte pequeña habita en el derecho.

Por otra parte, se considera que las extremidades del cuerpo tienen una correspondencia y relación, una con otra. Es decir, existe una relación entre el hombro derecho y la cadera derecha, el codo derecho y la rodilla derecha, la muñeca derecha y el tobillo derecho, el brazo superior derecho y la parte superior derecha de la pierna, la parte inferior del brazo izquierdo y l aparte inferior de la pierna izquierda, la mano derecha y el pie derecho, y así sucesivamente. Esto sirve de la misma forma para ambas zonas: derecha e izquierda. Y no se trata de un dato menor, puesto que si no es posible el tratamiento de una parte específica del cuerpo, sería factible tratarse la correspondiente zona reflejo indirecta. De esta manera, la reflexología se encuentra en condiciones de ofrecer alternativas para tratar algún trastorno determinado. O sea, difícilmente baje los brazos, renuncie a su tarea sanadora, abandone la búsqueda de la curación. Los logros pueden obtenerse de diversas formas gracias al concepto de la división zonal del cuerpo humano y a la poderosa acción de estímulo-efecto. Si por ejemplo, un paciente posee el tobillo muy hinchado, lesionado y dolorido, puede trabajarse mejor la muñeca para no molestar, aún más, al tobillo dañado, y evitar, así, el dolor excesivo que ocasionaría un tratamiento directo sobre esa zona afectada. La reflexología siempre evita trabajar directamente sobre zonas dañadas, porque la presión acentúa el daño. Es por eso que busca distintas alternativas.

Pero no nos olvidemos de las manos. Ambas manos contienen las mismas zonas-reflejo que los pies. Sin embargo, en las manos éstas se identifican con tanta facilidad como en los pies, fundamentalmente porque son pequeñas y la tarea de localizar los puntos precisos se dificulta. Hemos dicho que podemos reconocer el mundo y a nosotros mismos observando los pies del caminante. Los pies, a diferencia de las manos, son terrenales, acaso más conectados con la naturaleza, acostumbrados a pisar suelos diversos, tal vez más descuidados, pero precisamente por eso más capacitados para hablar sobre nosotros mismos, sobre nuestro cuerpo y nuestras necesidades. A diferencia de las manos, los pies nos explican mejor; padecen (padecemos) y gozan (gozamos) del andar por los suelos más disímiles, los áridos o espinosos, y los suaves o llanos. Son como un espejo que, si sabemos mirarlos, nos vemos reflejados. Y, a partir de ellos, podemos solucionar con muchas menos dificultades que con las manos los problemas varios que pueden aquejarnos a lo largo de nuestra milagrosa existencia.

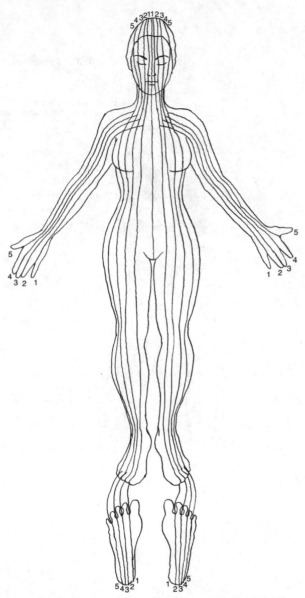

Las diez zonas verticales del cuerpo y su correspondiencia con las plantas de los pies

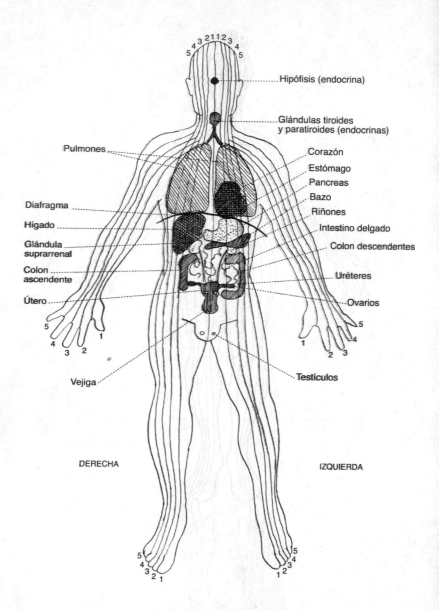

Las diez zonas verticales del cuerpo y su correspondiencia con los órganos y glándulas principales

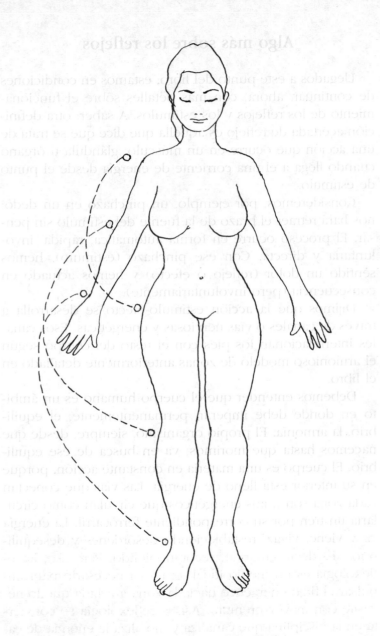

Las áreas de zonas-reflejo

Algo más sobre los reflejos

Llegados a este punto del libro, estamos en condiciones de continuar, ahora, con más detalles sobre el funcionamiento de los reflejos y los estímulos. A saber: otra definición acertada de reflejo es aquella que dice que se trata de una acción que ocurre en un músculo, glándula u órgano cuando llega a él una corriente de energía desde el punto de estímulo.

Consideremos, por ejemplo, un pinchazo en un dedo: nos hará retraer el brazo de la fuente del estímulo sin pensar. El proceso ocurre en forma automática, rápida, involuntaria y directa. Con ese pinchazo (estímulo), hemos sentido un dolor (reflejo o efecto) y hemos actuado en consecuencia (pero involuntariamente).

Dijimos que la acción estímulo-efecto se desarrolla a través de canales o vías nerviosas y energéticas. Esos canales interrelacionan los pies con el resto del cuerpo según el armonioso modelo de zonas anteriormente detallado en el libro.

Debemos entender que el cuerpo humano es un ámbito en donde debe imperar, permanentemente, el equilibrio, la armonía. El propio organismo, siempre, desde que nacemos hasta que morimos, va en busca de ese equilibrio. El cuerpo es una materia en constante acción, porque en su interior está lleno de energía. Las vías que conectan cada zona son flujos energéticos que circulan como circularía un tren por su correspondiente ferrocarril. La energía va y viene, vivaz, restableciendo desórdenes y desequilibrios. Es decir, curando, recomponiendo. Para eso, la reflexología es un medio ideal, el móvil necesario para impulsar el flujo energético hacia la zona afectada que lo necesite con mayor premura. Así, la reflexología se convierte en la disciplina que canaliza y moviliza la energía de cada ser humano.

La idea de energía vital es central a la reflexología y a otros sistemas de curación antiguos, aunque las modalidades curativas difieran de una terapia a otra. En lo que todas estas disciplinas llamadas alternativas coinciden es en la necesidad de utilizar la energía depositada en nuestro organismo con un fin sanador, aunque los mecanismos para lograrlos no siempre sean los mismos. La reflexología es un dispositivo seguro, placentero, eficaz y bastante completo para tratar varios tipos de trastornos (más adelante analizaremos cuáles), en base a la acción estímulo-reflejo, y al caudal de energía que llevamos dentro.

Acerca del calzado

No es un dato menor, al tratarse de una disciplina en donde los pies son los máximos protagonistas, los actores que más se exponen y los que merecen un cuidado minucioso. El calzado que utilizamos es importante para mantener nuestros pies sanos y, junto a ellos, el resto de nuestro cuerpo, organismo y espiritualidad. Un mal calzado puede no sólo afear nuestros pies, sino también perjudicar la tarea del terapeuta en reflexología, ya que los pies estarán dañados producto de la acción negativa desplegada por el calzado erróneo.

Nuestros pies se adaptan a cualquier tipo de calzado y terreno. Repasemos la historia y veremos cómo el calzado ha ido desarrollándose hasta adquirir formas diversas, originales, estéticas. Pero también, en ocasiones, incómodas, peligrosas para la salud del pie, poco recomendables. A ver, ¿qué es lo primero qué hacemos al regresar de una fiesta en la cual se nos requería la utilización de un calzado no habitual, zapatos de salón, apretados, incómodos, pero bien lustrados, eso sí?. Sacarnos los zapatos y sentirnos gratamente aliviados al haber liberados a nuestros pobres pies de semejante tortura. Al momento de sacarnos esos zapatos terribles exhalábamos todo el alivio, todo el placer, ese grito agradable y deseoso que contuvimos durante horas a lo largo de esa fiesta que también fue martirio. Pero no nos quejemos: nosotros mismo fuimos los culpables por querer estar a tono con las absurdas modas impuestas. Sucede también que, a veces, nuestro calzado diario, acostumbrados a usarlo, es también perjudicial, sólo que no nos damos cuenta, tan distraídos estamos en nuestros menesteres cotidianos.

Los pies acostumbrados al uso de un calzado incorrecto terminan adoptando la forma de ese zapato, su peligrosa horma. Es decir, los pies se deforman, se transforman en una imagen tristemente distante de los pies que teníamos, en la que sólo reconocemos algunos de los rasgos que solían pertenecernos. Los pies se convierten en una caricatura grotesca de lo que fueron en algún momento. Y lo más triste es que no siempre advertimos semejante autodestrucción, puesto que de tan cotidiana se hace inconsciente.

Es el momento de indicar, pues, y a modo de consejo, que los tacos bajos y las hormas anchas benefician la salud de los pies. Un buen apoyo confiere un mayor poder de realización personal. Si utilizamos un mal calzado, en cambio, por ejemplo, aquellos zapatos de aguja, de taco alto, que inclinan no sólo los pies sino la totalidad de nuestro cuerpo levemente hacia delante, que finalizan en una punta angosta que nos obligan a encimar los dedos en un espacio tan limitado, producto de lo cual las articulaciones se vuelven rígidas por falta de movilidad, estaremos maltratando nuestros pies, nuestro cuerpo, nuestro organismo y, aunque no nos demos cuenta conscientemente, nuestro estado de ánimo.

Pisar una superficie firme con un calzado igualmente firme; o sea, bajar de las alturas que ciertas modas imponen, nos devolverá seguridad y nos conferirá la salud que nuestros pies necesitan, más aún si pretendemos iniciar una terapia de reflexología. Un correcto apoyo, a no olvidarse, es la garantía de que no seremos derribados tan fácilmente. Es la base de la que hablábamos páginas atrás, el cimiento sólido del gran edificio que somos, la puerta de entrada al maravilloso mundo que nos compone y nos contiene.

Aprendamos, mientras estamos en casa, a andar más sueltos, libres, cómodos, descalzos. Aprendamos a apoyar los pies sintiendo en nuestra planta la superficie del suelo, experimentando lo que los primitivos habitantes de este planeta supieron evidenciar.

Usemos sandalias, hormas anchas, tacos bajos. No torturemos al pie con un calzado incómodo. No nos torturemos. Suele suceder que el uso frecuente de un zapato equivocado daña, lentamente pero de manera inexorable, la planta de nuestros pies. Esto significa que los puntos posibles de ser estimulados en reflexología están, por lo tanto, también dañados. La consecuencia es que la tarea del terapeuta se verá perjudicada, limitada y los resultados que podríamos alcanzar mediante la práctica de la reflexología a través de los pies serían escasos o, según el estado del daño, nulos.

Sin embargo, y como veremos más adelante, la reflexología siempre busca la manera de llevar a delante su cometido, a pesar de que los pies estén lesionados, encontrando alternativas, opciones, que permitan la curación del paciente. No obstante, sería penoso, infantil e irresponsable abusar de las bondades de la reflexología. Lo mejor es allanarle el camino a esta milenaria disciplina, no perjudicar o impedir la labor del terapeuta. Y la mejor forma de lograrlo es cuidarnos, evitando lesionar nuestros pies ni nuestras manos nuestro cuerpo en cada parte y en su conjunto. La autodestrucción, aunque sea inconsciente, terminará, más temprano que tarde, venciendo por sobre las posibilidades y las alternativas que la reflexología posee para la cura o la prevención. No existe peor enfermedad que la indiferencia y el perjuicio de nuestro propio ser. Ante eso, no hay curación posible, sólo la reflexión, la toma de conciencia y un cambio tajante de nuestras conductas a favor de nosotros mismos. Entonces, sí, la reflexología estará en condiciones de volcar sus naturales y añejos conocimientos a favor de nuestro bienestar, el único fin que la moviliza.

En definitiva, no sólo por comodidad o cuestiones concernientes a la moda o a lo estético se requiere el uso de un calzado correcto. Fundamentalmente, se trata de una cuestión salud.

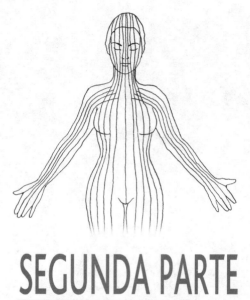

SEGUNDA PARTE
El tratamiento

Morfología de pie

Debemos considerar que el pie es el terreno principal del terapeuta en reflexología. Es el lugar en donde desarrollará su tarea, el ámbito en el que llevará a cabo su misión. Es indudable que el terapeuta conoce a la perfección el terreno en el cual debe desempeñar su trabajo reflexológico. Sin embargo, creemos conveniente que el paciente también esté informado acerca de la morfología de su pie, la cual es mucho más compleja que lo que se supone.

Un pie no está integrado solamente de cinco dedos, el tobillo, el talón, la planta, etc. Es decir, aquellos componentes más conocidos y mentados. El pie es una estructura integrada por partes blandas y duras, áreas huesudas y carnosas, capaz de realizar movimientos diversos y articulaciones varias. Es cierto que entre los pies de una persona y los de otra suele haber diferencias de forma, tamaño, malformaciones, y demás cuestiones que marcan desigualdades. Pero todos están compuestos por catorce falanges, cinco metatarsianos, tres cuneas, un escafoides, un cuboides, un astrágalo y un calcáneo. Todos estos componentes se relacionan entre sí, formando una unidad llamada pie, pero a su vez formando otra unidad con el resto del cuerpo. La estructura del pie es similar a la de la mano; de ahí que la mano también sirva para un tratamiento de reflexología. Sin embargo, entre un pie y una mano existen diferencias, más allá de las evidentes, las cuales tienen que ver con que el pie está desarrollado para soportar peso, el peso de todo el cuerpo, mientras que las manos están preparadas para sujetar cosas. El pie es el sostén del cuerpo, es decir, el cimiento de cada órgano. El reflexólogo, a la hora de elegir, salvo circunstancias que más adelante analizaremos, preferirá casi siempre trabajar en el pie. La ilustración que acompaña esta sección servirá para simplificar la comprensión sobre la estructura morfológica del pie. Repetimos, es importante que el paciente conozca, aunque sea en un terreno teórico, todo lo que pueda sobre el arte de la reflexología, puesto que, como veremos en otra sección del libro, el proceso curativo debe ser compartido entre el especialista y el paciente. El paciente debe adoptar una actitud activa, aunque más no fuera en el pensamiento y la comprensión del proceso reflexológico. Por eso, es importante que, mientras se aplica la reflexología, el paciente lleve la imagen del cuerpo al pie, mediante ejercicios de concentración, y tome conciencia de qué área de su cuerpo se está estimulando en cada momento. Esto acelerará el proceso curativo.

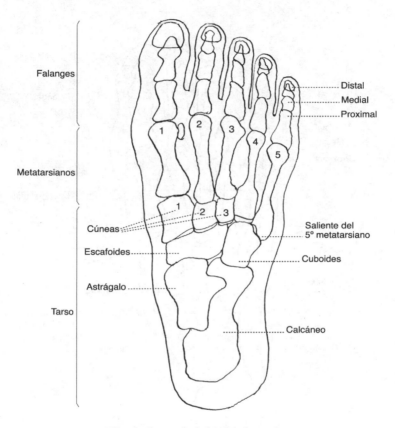

Falanges

Distal
Medial
Proximal

Metatarsianos

Cúneas
Escafoides
Astrágalo

Tarso

Saliente del
5° metatarsiano

Cuboides

Calcáneo

Vista dorsal del pie derecho

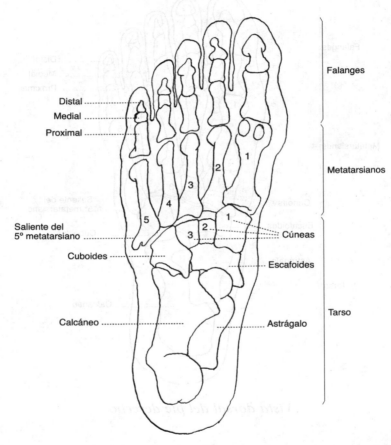

Distal
Medial
Proximal

Falanges

Metatarsianos

1
2
3
4
5

Saliente del
5° metatarsiano

1
2
3

Cúneas

Cuboides

Escafoides

Tarso

Calcáneo

Astrágalo

Vista de la planta del pie derecho

Capacidades diferentes

Hemos hablado de la dificultad del terapeuta en reflexología para tratar algún mal determinado cuando un pie se encuentra dañado. Pero, insistimos, la reflexología no baja la guardia, no abandona su misión, busca alternativas, analiza opciones, maneras de llegar al mal a través de otras partes del cuerpo que permitan emplear la acción de estímulo-efecto. Lo mismo sucede cuando, desgraciadamente, el paciente carece de uno o de ambos pies. Lo que para muchos es visto como una discapacidad a raíz de la lamentable amputación producto de un accidente o una enfermedad, para la reflexología no es más que un obstáculo, como cualquier otro, que está en condiciones de saltar para cumplir con su tarea. La reflexología evita mencionar la palabra discapacidad, puesto que cualquier persona, aunque en apariencia disminuida en sus aptitudes físicas, puede emplear otro tipo de capacidades innatas y poderosas capaces de reemplazar a las que se perdieron. La reflexología prefiere hablar de personas con capacidades diferentes, ya que cualquier individuo sobre la faz de la tierra, animales incluidos, en tanto vivos poseen capacidades. Sólo hay que saber hallarlas, en el caso de que se encuentren muy ocultas, o utilizarlas sin perder tiempo, en el caso de que estén visibles. Repetimos: es posible. La reflexología así lo entiende y actúa en consecuencia.

Veamos algunos ejemplos. Si un reflexólogo encuentra el pie de un paciente altamente dañado, afectado, tal vez, por callos, pie de atleta, lesiones provocadas por el calzado, piel engrosada, micosis o juanetes, entre otros males, estará en condiciones de emplear la terapia utilizando la mano. Este es un ejemplo clásico que demuestra que la reflexología siempre reemplaza una zona dañada del cuerpo por otra sana de manera tal que su misión pueda ser llevada a cabo. Casi siempre, la reflexología posee un plan A, un plan B, y hasta un plan C, cuando la cosa se complica.

Ya hemos explicado páginas atrás que si un paciente tiene el tobillo hinchado y dolorido, puede trabajarse la muñeca para no perjudicar todavía más aquel tobillo lesionado y no aumentar el dolor.

Es decir, no lo trata directamente. De manera indirecta, la reflexología también puede llegar a una zona específica.

En ocasiones, luego de una amputación de alguna extremidad, una persona evidencia lo que se denomina "dolores fantasma" en el área donde solía encontrarse la extremidad amputada.

Esos trastornos se alivian de la misma manera que en el ejemplo del tobillo hinchado, utilizando el principio de zonas reflejas indirectas. Por ejemplo, si se ha amputado un pie, puede darse el tratamiento en la mano del mismo lado del cuerpo. De igual forma, es posible tratar el codo masajeando la rodilla.

La reflexología, aunque no es una ciencia infalible, busca sus caminos para la sanación, se abre paso, como cualquiera de nosotros, en su afán irrenunciable de hallar las rutas de la vida.

Precauciones a la hora del tratamiento

Por lo general, la reflexología posee escasas contraindicaciones de importancia. Su misión (la autorregulación del organismo a través de los flujos de energía), y su tratamiento (a través de la presión en determinados puntos del pie para provocar el estímulo deseado), colocan a la reflexología como una de las ciencias más bondadosas y menos riesgosas para el paciente.

Al tratarse de una disciplina natural que no requiere de ningún agente externo (salvo el terapeuta) para proporcionar la cura, sus efectos negativos son mínimos, casi nulos.

La reflexología puede ser empleada en cualquier persona, niño o adulto, hombre o mujer, con idéntico resultado. Sin embargo, existen algunas precauciones que deben ser tenidas en cuenta a la hora de encarar el tratamiento.

Lo que sigue es una enumeración, con su explicación correspondiente, de aquellos cuidados que es conveniente adoptar para evitar cualquier tipo de sobresaltos:

¿Cuándo practicar la reflexología?

La reflexología no debe ser aplicada inmediatamente después de alguna de las dos comidas importantes del día (almuerzo o cena). Lo mejor es esperar al menos dos horas después de haber ingerido los alimentos, para evitar una indigestión, dolor de estómago, náuseas o vómitos, que el estímulo provocado por el terapeuta pudieran llegar a ocasionar.

¿Qué cuidados hay que tener con niños o embarazadas?

Repetimos que la reflexología no hace distinciones; todo el mundo puede ser partícipe de sus bondades. Sin embargo, no todas las personas son iguales y, por lo tanto, el tratamiento deberá, también, adoptar las diferencias que cada caso requiera.

Los niños, los convalecientes por alguna enfermedad, los ancianos y las embarazadas son pacientes que responden de manera muy efectiva y rápida al tratamiento en las áreas reflejas. Son personas que están expuestas a reaccionar de forma exagerada ante el estímulo.

Así, el reflexólogo deberá cuidarse –y el paciente tendrá que estar atento de que esto suceda– de emplear sus técnicas de manera especial, haciendo gala de toda la sutileza, delicadeza y precisión que esté en condiciones de emplear. Como en cada aspecto de la vida, la exageración, en vez de conseguir mayores beneficios, provoca el efecto contrario.

En materia de salud, fundamentalmente, lo que se requiere es un equilibrio, una armonía, un balance casi perfecto, ingredientes básicos que no pueden faltar en la reflexología.

¿Qué pasa si tenemos los pies lesionados?

Ya lo hemos observado algunas páginas atrás, pero no viene mal repetirlo: no deben recibir estímulo aquellos pies que presenten lesiones (heridas, gangrena, callos, hongos, fracturas, esguinces, entre otros males). Hay que entender que el pie es el terreno en el que el terapeuta debe desplegar sus técnicas.

Si están dañados, difícilmente se logren los resultados que la reflexología está en condiciones de proporcionar, y hasta, en ocasiones, podrían llegar a agravarse las lastimaduras que los pies presenten. Cuidando nuestros pies, le allanaremos el camino al reflexólogo. En casos de pies dañados, el reflexólogo sabrá que alternativas utilizar, sin perder de vista que las manos pueden ser una acertada salida.

Todo sobre el tratamiento

Un tratamiento de reflexología se compone de una serie de sesiones en la que un profesional avezado (reflexólogo) despliega todos sus conocimientos en dicha materia para satisfacer las necesidades del paciente. Analizaremos, a continuación, punto por punto, todas aquellas cuestiones inherentes a un tratamiento reflexológico, de manera tal que el lector virgen en este terreno, conozca cada uno de los detalles antes de acudir a la reflexología:

• Los problemas que pueden llevar a un paciente a acudir a un reflexólogo son numerosos y diversos. El principal factor tiene que ver con la salud. El reflexólogo, en este caso, sería una especie de médico capaz de curar o aliviar determinada dolencia. Estas dolencias no necesariamente deben ser tener una evidencia física; puede tratarse de cuestiones ligadas al espíritu o al terreno mental: depresión, desgano, estrés, insomnio, angustia. También, mucha gente acude a la reflexología como una manera de placer, para experimentar el bienestar que ocasiona el masaje que el reflexólogo despliega sobre pies y manos.

• Este libro se ha encargado de aclarar, páginas atrás, que el paciente, nunca debe adoptar una actitud pasiva durante el tratamiento reflexológico. Aunque más no sea en el terreno de la teoría, el paciente deberá saber todo lo que el terapeuta está haciendo. La actitud mental del paciente, la concentración que pueda desplegar sobre sus pies, órganos y distintas extremidades ayudará a una más rápida y sólida recuperación. Además, en aquellas ocasiones de menor importancia en las que no se requiera los servicios de un reflexólogo, y siempre y cuando se conozca acertadamente la técnica, un paciente estaría en condiciones de ejercer a un autotratamiento.

• La cantidad de sesiones y la duración de las mismas varía según el paciente. Sin embargo, es posible establecer, en términos generales, algunas conclusiones. En el comienzo del tratamiento es adecuado tener sesiones al ritmo de dos veces por semana, con un intervalo de tres días entre una y otra. En ocasiones, las sesiones pueden desarrollarse una vez por semana o cada quince días. Las sesiones, en total, pueden alcanzar el número de ocho. Esta es la cantidad de sesiones aconsejables en la que el paciente evidencia una mejoría considerable de su dolencia. Sin embargo, con el fin de obtener una cura total, completa, por lo general el número de sesiones asciende a dieciséis. Es preciso aclarar que, si el paciente así lo desea, la reflexología puede recibirse de por vida como medicina preventiva. El terapeuta trabaja alrededor de veinte minutos con cada pie. En bebés, el tiempo de trabajo no supera el minuto por cada pie. Lo mismo sucede en el caso de los ancianos o embarazadas, pacientes que podrían llegar a alcanzar un tiempo de trabajo de cinco minutos en cada pie. Si el problema es grave, o requiere de un tratamiento cuidadoso y lento, la cantidad de sesiones aumentará y se dividirán a lo largo de un tiempo algo más prolongado. Un reflexólogo idóneo y honesto jamás aumentará el número de sesiones con el fin de obtener una mayor remuneración económica por parte del paciente. Dijimos y repetimos que la reflexología requiere de un equilibrio, de la armonía justa y exacta. La exageración es contraproducente, perjudicial y peligrosa. Si el paciente optara por un tratamiento de por vida, a modo de prevención, el terapeuta deberá trabajar sabiendo qué puntos tocar, para no estimular innecesariamente aquellas zonas sanas. Existe un tratamiento acotado para el enfermo y existe otro prolongado para la prevención. Si el terapeuta aumentara deslealmente el número de sesiones, estaría tirando por la borda todo el buen trabajo desplegado con anterioridad y, lo que es peor, estaría agravando el problema original que motivó el tratamiento reflexológico.

• Con respecto al costo monetario de un tratamiento, se hace difícil establecer, en el contexto de este libro, un valor. Depende del país en que se realice la reflexología, del terapeuta y de la cantidad de sesiones. Actualmente no existe una tarifa estándar. Lo mejor es consultar varias tarifas, puesto que, por lo general, difieren entre sí.

• Durante las primeras sesiones, el paciente puede experimentar diversas reacciones molestas, pero que, en realidad, son parte del proceso curativo. Variaciones en el estado de ánimo, sensación de agravamiento del malestar que originó la visita al reflexólogo, mayor actividad onírica, cambios en los pies, y diversas experimentaciones que, al principio, pueden llegar a confundir a quien las padece. No hay que preocuparse, puesto que son pasajeras, y, como dijimos, forman parte de la terapia reflexológica. El paciente deberá tener en cuenta que la reflexología es una materia bastante completa, que trabaja en todos los aspectos de su ser (físico, mental y espiritual), haciendo circular deliberadamente la energía depositada en su interior. Es inevitable, por lo tanto, la experimentación de sensaciones diversas, que en un comienzo hasta pueden resultar molestas, pero que, con el correr de los días y de las sesiones, se transformarán en emociones agradables, profundas y duraderas. Quienes por primera vez se entreguen a las bondades que ofrece un tratamiento de reflexología, sin dudas sentirán que esta disciplina marcó felizmente un punto de inflexión en sus vidas. Un antes y un después. Vale la pena, entonces, ciertas zozobras del comienzo con el fin de arribar a buen puerto.

• Otros efectos secundarios que podrían presentarse son: un aumento en la actividad de riñones e intestinos, tos y cosquilleo en la garganta, secreción vaginal y problemas de piel. Todas estas reacciones tienen una causa: la liberación de toxinas del organismo, impulsadas por el tratamiento reflexológico. Al eliminarse las toxinas, nuestro metabolismo sufre algunas modificaciones que originan estos ligeros trastornos. Con el correr de las sesiones, lo que parecía un severo efecto secundario se transformará, en todos los casos, en una cura notoria. Sin embargo, es preciso aclarar que no todos los pacientes evidenciarán estas reacciones secundarias. En determinadas personas, estos trastornos pasarán inadvertidos. Repetimos: no hay que preocuparse. Estos malestares, ligeros, pasajeros, forman parte del proceso de curación. Lejos de evidenciar un problema, constituyen la solución.

• Es necesario que tanto el paciente como el terapeuta se encuentren cómodos, a gusto, en un ámbito confortable a la hora de emprender el tratamiento. El ambiente y los elementos a utilizar durante la terapia no son factores menores. Hemos dicho que el paciente debe adoptar una postura activa durante los ejercicios de reflexología. Y una de las medidas que deberá intentar es la de la concentración, es decir, centrar la imagen de la zona del cuerpo tratada en su mente de manera tal que, a partir de ese ejercicio mental, logre canalizar un caudal mayor de energía, que será complementaria de aquella que movilizará el terapeuta. Y para dicho fin, el contexto externo en el que se desarrolla la terapia es de vital trascendencia. Así, un ambiente ideal para brindar la sesión tiene que ser silencioso, armonioso, aireado, higienizado, sobrio y con moderada luz. Una música, tenue, instrumental (la música es una de las artes más empleadas en aquellas terapias alternativas que requieran de cierta relajación y concentración) puede convertirse en un factor importante que ayudará no sólo al paciente sino además al terapeuta. El paciente deberá estar cómodamente recostado boca arriba con su piernas estiradas sobre una camilla o sillón cama, y sus pies, como si se trataran de elementos externos a su cuerpo, también tendrán que estar en una posición confortable, descansada, sin ningún tipo de tensión, apoyados sobre toallas, sábanas limpias o un almohadón bajo. El terapeuta se sentará sobre una silla de altura adecuada ubicada a los pies del paciente, de manera tal que pueda acceder a los mismos sin necesidad de inclinarse demasiado hacia delante. Así como el paciente tiene que sentirse en confortable posición, también el reflexólogo debe sentirse a gusto y con una postura cómoda para realizar su importante tarea.

• Durante una sesión, el paciente y el reflexólogo pueden conversar, mantener un diálogo. Por lo general, el terapeuta prefiere no hablar o, en todo caso, escuchar al paciente y nada más, de manera de adoptar una actitud de concentración mayor ante su tarea. Pero todo esto dependerá de cada terapeuta, ya que no todos poseen los mismos estilos de trabajo. A veces, el relax y la liberación de tensiones que experimenta el paciente en medio de un tratamiento lo impulsa a comunicarse con su reflexólogo, como si este fuera un psicólogo, sobre cuestiones muy íntimas, personales; hay que entender que la reflexología cura los problemas desde la raíz, y, en ocasiones, de tanto excavar en el interior del paciente, éste se siente en la necesidad de largar angustias, sensaciones y hasta alegrías. El buen reflexólogo, como un psicólogo, le prometerá al paciente máxima confidencialidad. Puede suceder, también, que el paciente se abandone al sueño en medio de una sesión, producto, precisamente, de su alto estado de relajación. Si esto sucede, el terapeuta seguirá trabajando normalmente. En aquellas circunstancias en que el paciente evidencie algún dolor o molestia, en su pie o en otra parte del cuerpo, nunca deberá dudar en comunicárselo a su reflexólogo. El terapeuta informará sobre los motivos del dolor, para tranquilidad del paciente, o bien advertirá si está realizando algún ejercicio de manera equivocada.

• Llegados hasta este punto, nos detendremos, ahora, en los cuidados que debe adoptar el reflexólogo. El terapeuta debe tener la precisión de un artesano y, más aún, la de un relojero. De su pulso, de su toque, depende que logre acertar el punto exacto del pie del paciente a la hora de buscar un estímulo. Por eso, es necesario que el reflexólogo, al igual que el paciente, descargue sus tensiones, se encuentre tranquilo, encuentre el equilibrio interior para encarar la tarea sin resquicios de tensión alguna. Sólo el paciente sabe, en base a su experiencia y entrenamiento, el momento exacto en que debe dar inicio a una sesión. Así como el pie es la principal parte del cuerpo expuesta por el paciente durante el tratamiento, las manos son las mayores protagonistas del terapeuta. Por lo tanto, así como se le exige al paciente el cuidado de sus pies, los terapeutas deben cuidar las manos como si se trataran de un tesoro al que debe protegerse día y noche. El reflexólogo, durante la sesión, no usa guantes. El contacto piel a piel es esencial. De ahí que sus manos deban estar sanas, extremadamente limpias y con sus uñas cortas. Para un reflexólogo, sus manos constituyen lo mismo que para un pianista. En cuanto a la técnica que el reflexólogo emplea durante la sesión, podemos decir que mientras una mano trabaja buscando en los pies del paciente los puntos reflejos para estimular, la otra sostiene dicho pie. De esta forma, una mano es denominada "mano de trabajo" y la otra "mano sostén". Las manos alternan estos roles según la parte del pie que se esté trabajando. Veremos en el punto siguiente otras cuestiones inherentes a la función del terapeuta; el paciente deberá velar, en todos los casos, para que sean cumplidas. Es por eso que hacemos hincapié en cuestiones relacionadas específicamente con el reflexólogo, pese a que se trata de un libro dirigido fundamentalmente al paciente.

• A diferencia de la aromaterapia, en reflexología no se utilizan cremas ni aceites. Tanto las manos del terapeuta como los pies del paciente tendrán que estar libres de cualquier sustancia que impidiera un contacto directo piel a piel. Esto facilitará una presión efectiva en áreas puntuales. Sólo en casos en donde el pie del paciente evidencie sequedad o humedad en exceso y el trabajo del terapeuta se vea, de esta forma, dificultado, se podrá utilizar fécula de maíz o aceite para bebés. De lo contrario, en una sesión reflexológica, sólo se requieren la presencia del paciente, el terapeuta y las enseñanzas naturales de una disciplina milenaria. Nada más.

• Las técnicas que pudiera emplear el terapeuta son muchas. No existe sólo una técnica, como tampoco existe sólo un estilo. Cada terapeuta, si bien respeta lo que los manuales de reflexología explican, le agregan a la sesión ese toque especial, distintivo, que caracteriza a uno de otro. De todas formas, podemos mencionar dos grupos de técnicas básicas: técnicas de movilización y técnicas de presión. Las primeras están destinadas a movilizar los huesos y las articulaciones de los pies. Las segundas son aquellas por las cuales se ejerce presión directa sobre los tejidos. Las técnicas de movilización ayudan a aflojar tensiones y son las recomendadas para dar inicio a una sesión. Las técnicas de presión, en cambio, determinan un punto específico del pie para ser estimulado y ocasionar, de esta manera, el efecto buscado sobre un órgano o cualquier otro sector del paciente. Se trata de una técnica mucho más compleja que la primera y es la indicada para atacar el problema de raíz. La presión puede ser más superficial o más profunda, según el área a estimular. Hay reflejos que se localizan en la superficie, como la linfa del pecho y mamas y la piel. Otras zonas se encuentran más ocultas, como el bazo, el hígado o el riñón. De cualquier forma, el reflexólogo deberá tener cuidado con ejercer una presión exagerada, aunque intente estimular un área profunda u oculta, puesto que, como lo hemos aclarado en otras oportunidades, la exageración, lejos de originar alivio, provoca tensión y más dolor.

• Jamás, mientras dure la sesión, el terapeuta abandonará el contacto con los pies del paciente. Al pasar de un pie a otro, se suelta el primero y rápidamente se entra en contacto con el segundo pie, estableciendo, de esta forma, una suerte de puente entre ambos.

Los pies para un reflexólogo poseen tanta importancia como el bisturí para un cirujano. Son su herramienta de trabajo, la puerta de entrada al organismo del paciente, el cartel de bienvenida a la salud.

Modificar nuestras conductas nocivas

Se ha dicho y seguiremos insistiendo: la reflexología es un arma eficaz para prevenir enfermedades y para combatirlas. Sin embargo, nada podrá hacer la reflexología si nosotros no somos capaces de modificar algunas conductas nocivas que atentan contra nuestra propia salud y bienestar.

El vértigo que impone estos tiempos modernos, especialmente en los países occidentales, nos obliga, casi inconscientemente, a alimentarnos deficientemente, a adoptar malas posturas físicas, a fumar en exceso, y a vivir preocupados porque el dinero no alcanza o para ganar más dinero. Estos males son habituales, frecuentes y, de tan usuales, parecen normales. Pero, en verdad, son peligrosísimos.

Muchas de las enfermedades que la reflexología trata son ocasionadas por estas conductas nocivas. Ahora, y no más tarde, es el momento de introducir un cambio profundo en nuestras vidas. Si combatimos los males que nosotros mismos nos causamos, estaremos no sólo ayudándonos a vivir a mejor, sino, además, estaremos colaborando con el accionar de la reflexología. Se trata de no ponerle trabas en el camino, de allanarle el terreno. Pero también se trata de tomar conciencia de aquellas cosas nocivas que nos provocan daños profundos. Lo dijimos: la salud está en nosotros. Descubrirla es una tarea exclusiva nuestra. Destruirla, lamentablemente, también es una tarea que emprendemos con frecuencia, aunque no lo sepamos concientemente. Y esto es lo que debemos evitar.

Un cambio de hábitos, por lo tanto, es urgente. Se impone con la misma rapidez con la que puede avanzar una enfermedad en un cuerpo propenso a dejarla entrar. No le abramos las puertas a los males que nos acosan. Intentemos ser más generosos con la salud que nos salva.

Saber comer no es solamente comer sano, realizar una dieta equilibrada en donde todos los alimentos naturales no falten. También es saber sentarse ante un plato de comida, alimentarse con calma, masticando bien los alimentos, hacerlo despreocupadamente, sin pensar en los problemas del trabajo. Nuestras urgencias cotidianas nos obligan a comer apurados y mal en algún local de comida rápida e insana. Cambiemos. El acto de comer es un acto casi religioso, milagroso, sagrado, del que debemos estar agradecidos. Démosle la importancia que se merece.

Lo mismo sucede cuando nos sentamos, por ejemplo, delante de teclado y la pantalla de una computadora. El cuerpo está inclinado, en una mala postura, ejerciendo un efecto contraproducente a los órganos y a la circulación sanguínea. Tenemos que sentarnos con la columna recta, firmes, y estirar sólo los brazos hacia el teclado. Esta postura sirve también a la hora de comer, cuando nos sentamos delante de un plato con alimentos. Debemos tomar conciencia de que estamos adoptando una posición física y orgánica errónea. Y debemos tomar los recaudos necesarios para cambiarla.

El cigarrillo, de a poco, va inundando nuestro ser con humo, tabaco y nicotina, un cóctel peligroso que puede derivar en la muerte misma. Si pretendemos ser completamente sanos, no lo podremos lograr con un cigarrillo entre los labios. Se trata de una adicción difícil. Abandonarla es una tarea que, en ocasiones, se torna imposible. Pero es preciso, necesario e imperioso cambiar esta conducta nociva y, para aquellos que no fuman, jamás dejarse tentar.

Una de las claves de un buen tratamiento reflexológico tiene que ver con el relax, la liberación de tensiones, la expulsión de nuestra mente de aquellas preocupaciones de la vida cotidiana, otro de los males modernos. A la hora de una sesión con el reflexólogo es fundamental estar tranquilos y relajados, concentrados en los aspectos del tratamiento y no en aquellas cuestiones laborales. La reflexología, por otra parte, ayudará al paciente, a través de masajes específicos, a despreocuparse y eliminar todo tipo de residuo tensional.

Debemos entender, por lo tanto, que si nosotros no cambiamos previamente nuestras conductas nocivas, de nada servirá un tratamiento reflexológico. Un cambio de hábitos, en este sentido, es elemental. Para obtener un estado de salud y bienestar, primero debemos empezar por modificar nuestras actitudes equivocadas ante la vida y ante nosotros mismos y, quién sabe, de esta manera ni siquiera necesitemos la ayuda de la reflexología.

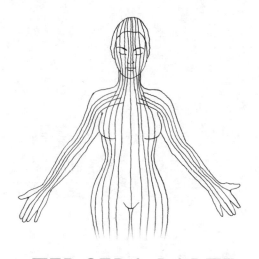

TERCERA PARTE

La autoterapia

Reflexología para ejercitar a solas y en casa

Conociendo los aspectos más elementales de las técnicas reflexológicas y, en aquellos casos en los que la presencia de un terapeuta profesional no sea urgente, una misma persona puede proporcionarse su propio autotratamiento.

Hay ocasiones en que el dolor es intenso, repentino, frecuente. Sabemos que no nos pasa nada grave y que no necesitamos la visita de un doctor o de un reflexólogo. Supongamos que nos duele la cabeza, o que tenemos una indigestión producto de la comida pesada y picante de anoche, o cualquier otro trastorno que más adelante detallaremos. Bueno, entonces, mejor que acudir a nuestro botiquín para tomar una aspirina o unas cuantas gotitas de líquido hepatoprotector, pensemos en nuestros pies, busquemos la manera natural de aliviar el dolor. Y esa manera, claro está, se llama reflexología.

De todas formas, es preciso aclarar que tratarse uno

mismo no es comparable a la riqueza que posee un tratamiento ejercido por un terapeuta, puesto que el terapeuta
conoce las técnicas de manera profunda y sabe con precisión de relojero que puntos estimular. Pero además, el placer que proporciona que sea otra persona quien realice el
tratamiento no se compara, tampoco, con que lo empren-
da uno mismo. El contacto de la piel del terapeuta con la
piel del paciente posee connotaciones interesantes a la hora de la relajación y la cura. Así y todo, el autotratamiento
es factible.

En este contexto, se hace imprescindible establecer que
el autotratamiento y la automedicación son dos cosas diferentes. Cuando uno realiza un propio tratamiento reflexológico no está incurriendo en ninguna acción contraproducente con respecto a su salud, siempre y cuando conozca
las técnicas de la reflexología y esté tratando trastornos
menores, aquellos que no necesiten de la solvencia de un
profesional. Sin embargo, la automedicación con los remedios convencionales de nuestro botiquín, si no están rece-
tados por un especialista, pueden ocasionarnos daños severos, incluso la muerte. Las estadísticas a nivel mundial
son más que elocuentes al respecto.

Por otra parte, cuando una persona se somete con frecuencia al ejercicio de la reflexología, la necesidad de acudir a la medicina convencional o la tentación de abrir el
botiquín de remedios caseros para automedicarse, van de-
sapareciendo de a poco.

Esa necesidad paradójicamente nociva de tomar la
pastillita rosa si nos duele la cabeza y la verde si nos duele el estómago y así sucesivamente con cuanto dolor ex-
perimentemos en la vida, se encuentra en contradicción
con la reflexología. Precisamente, la reflexología propone una cura natural, con elementos que parten y terminan desde nuestro propio cuerpo, sin necesitar la inges-
tión de químicos externos. La reflexología, entonces, lo

que logra es anular la peligrosa necesidad de la automedicación.

Antes de avanzar con los ejercicios que el paciente deberá emprender para su autotratamiento y de analizar, uno a uno, los distintos trastornos, aquellos más usuales a los que la reflexología es capaz de hacerles frente, ilustraremos las zonas-reflejo en pies y manos, de manera tal que el lector pueda estudiar en qué sector se encuentra la conexión con cada área del cuerpo.

Esto es fundamental para saber qué punto es el que deberá estimularse en el autotratamiento. Por ejemplo, si nos duelen los oídos, con la ayuda de los dibujos sabremos en donde se encuentra el punto exacto del pie que nos transportará, gracias a la presión ejercida, directamente hacia la zona dolorida. He aquí, entonces, las ilustraciones correspondientes:

Zonas-reflejo en las plantas de los pies

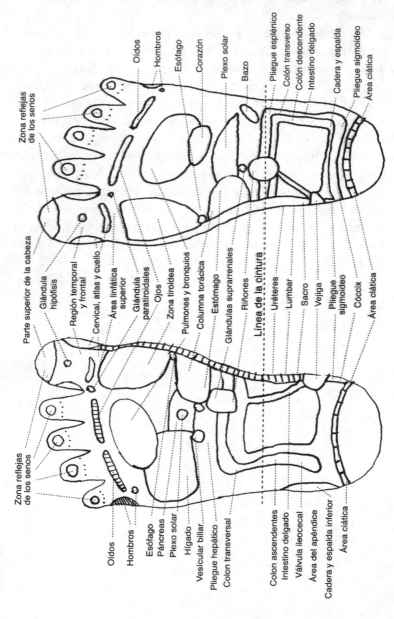

Zonas-reflejo en la parte superior del pie

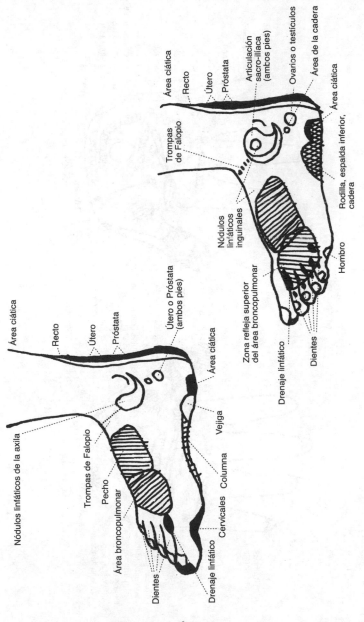

Zonas-reflejo en la palma de la mano

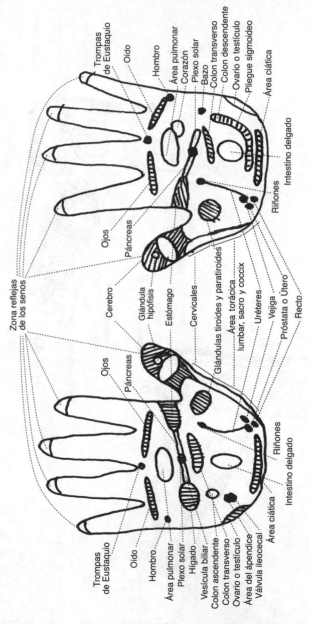

Zonas-reflejo en el dorso de la mano

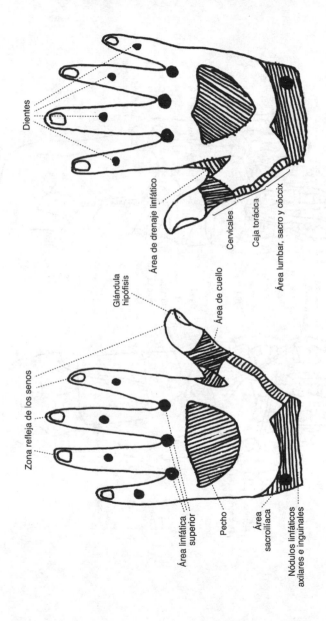

Planta

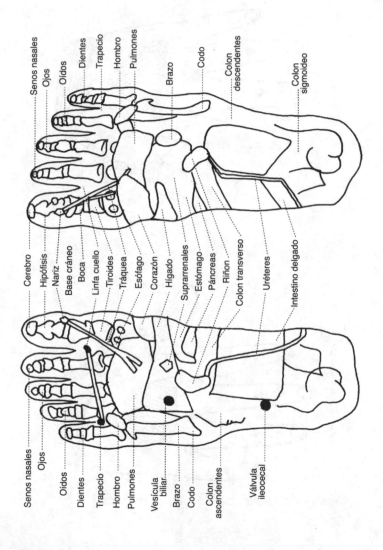

Senos nasales · Ojos · Oídos · Dientes · Trapecio · Hombro · Pulmones · Brazo · Codo · Colon descendentes · Colon sigmoideo

Cerebro · Hipófisis · Nariz · Base cráneo · Boca · Linfa cuello · Tiroides · Tráquea · Esófago · Corazón · Hígado · Suprarrenales · Estómago · Páncreas · Riñón · Colon transverso · Uréteres · Intestino delgado

Senos nasales · Ojos · Oídos · Dientes · Trapecio · Hombro · Pulmones · Vesícula biliar · Brazo · Codo · Colon ascendentes · Válvula ileocecal

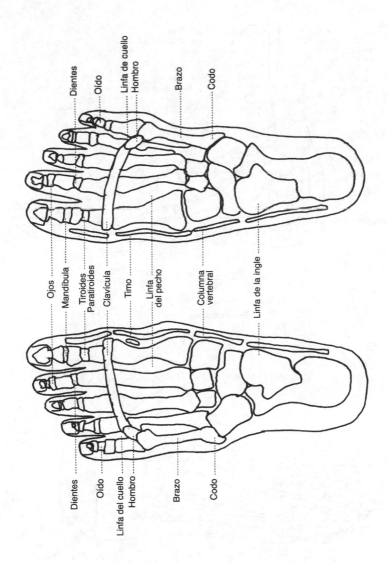

71

Lateral interno

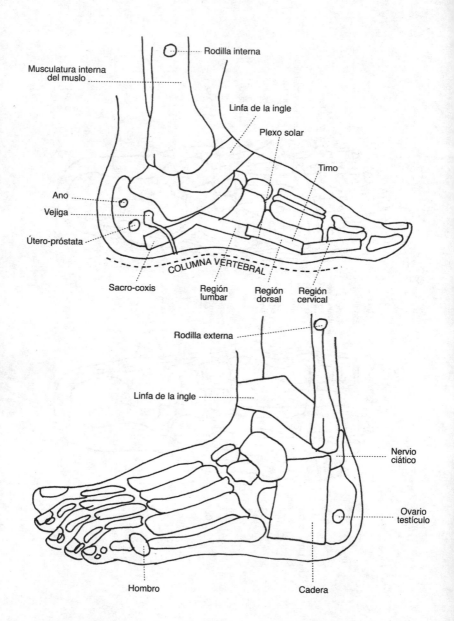

Rodilla interna

Musculatura interna del muslo

Linfa de la ingle

Plexo solar

Timo

Ano

Vejiga

Útero-próstata

COLUMNA VERTEBRAL

Sacro-coxis

Región lumbar

Región dorsal

Región cervical

Rodilla externa

Linfa de la ingle

Nervio ciático

Ovario testículo

Hombro

Cadera

De cualquier forma, es conveniente advertir que, aunque el lector posea los conocimientos teóricos minuciosamente incorporados, el traslado de esos conocimientos hacia la práctica puede traer varias dificultades. Todos los pies o manos no son iguales. Encontrar un punto pequeño, sutil, con precisión de relojero (o de reflexólogo), puede ser dificultoso. Equivocar el punto y ejercer presión sobre otro, no sólo no nos aliviará el dolor que queremos combatir, sino que podríamos perjudicar una zona sana. Repetimos, siempre lo mejor es la consulta con el reflexólogo. Pero, de todas formas, como creemos que es posible el autotratamiento, con las objeciones del caso, avanzaremos en este terreno.

En primer lugar, lo mejor es que el lector, ahora mismo, aunque no experimente dolor alguno y no necesite de los servicios de la reflexología, se ponga cómodo y observe con detenimiento sus manos y sus pies. Hay que tomarse los minutos necesarios.

Mirar nuestras manos y nuestros pies como si lo hiciéramos por primera vez. Reconocerlos. Hacernos amigos de ellos. Familiarizarnos. Observarlos con tanta atención que su imagen nos quede grabada en la mente, una vez que dejemos de mirarlos. Examinarlos en detalle. Determinar que no existan lesiones que impidieran el tratamiento. Estudiarlos como estudiamos los dibujos. Y una vez que los conozcamos con la minuciosidad requerida, trasladar los puntos del dibujo, las áreas y las zonas reflejas a nuestras manos y nuestros pies.

Ver como todo encaja perfectamente, como esta todo en su sitio, como nada falta. Estar bien seguros de que todo esté encontrado, hallado, cada una de las diez zonas-reflejo, antes de iniciar el tratamiento.

Sólo en el momento en que nos sintamos bien seguros, a gusto con nuestras manos y nuestros pies, concientes de que somos capaces de comenzar con la práctica, avanzaremos al punto siguiente, así, paso a paso, sin prisa, con la pausa y la paciencia necesarias para no cometer errores porque, como ya hemos observado, con la salud no se juega.

Y la reflexología, por si todavía no ha quedado claro, está bastante lejos de ser catalogada como juego alguno.

Nociones básicas de la autoterapia reflexológica

Veremos, ahora, los pasos que el paciente deberá emprender para ejercer su autotratamiento o autoterapia. Hemos visto, en la sección anterior, que antes de iniciar con los ejercicios reflexológicos, hay que estudiar teóricamente con mucha minuciosidad, ayudándose de los gráficos que ilustran este libro, los diferentes puntos de pies y manos y sus correspondientes zonas reflejas y, luego, observar en detalle nuestros propios pies y manos hasta reconocerlos a la perfección. Una vez incorporados estos conocimientos, estaremos en condiciones de comenzar con el autotratamiento. Analizaremos, a continuación, todos los pasos a seguir, poniendo como ejemplos los ejercicios en los pies y recordando que si se dificulta el acceso a ciertos puntos del pie, puesto que no contaremos con la ayuda de otra persona, pueden tratarse los puntos correspondientes en las manos, con igual efectividad:

1) Al no necesitar la presencia de un terapeuta, el paciente no podrá estar recostado, con sus piernas estiradas. En este caso, deberá sentarse en una silla cómoda. Si la superficie de la silla es dura, es recomendable colocar un almohadón. Es importante que, en todo momento, la postura sea lo más cómoda y natural como sea posible. Una vez sentado, lo ideal es do-

blar una rodilla y poner el pie sobre el regazo, como cuando nos cruzamos de piernas, de manera que sea factible ver una proporción considerable de la planta del pie. Lo mejor es movilizar la pierna y el pie en una posición tal que no debamos inclinarnos hacia ellos. Nuestra columna vertebral deberá estar lo más recta posible. Cuando estemos lo suficientemente cómodos, iniciaremos los ejercicios. Recuerde que el tratamiento hay que hacerlo con los pies descalzos.

2) Colocar la yema del dedo pulgar de nuestra mano sobre la zona refleja del plexo solar del pie, puesto que en esa zona se deposita mucha tensión, y presionar en ella con suaves movimientos rotatorios durante, al menos, dos minutos. Una vez que esa zona haya quedado relajada, poner especial atención en la respiración. Concentrarse en los pulmones y en el aire que es inhalado y exhalado. Intentar utilizar casi toda la capacidad pulmonar. La respiración deberá ser profunda y relajada, para oxigenar más convenientemente nuestro interior y, así, poder utilizar de manera mucho más eficaz los flujos de energía que deberemos movilizar.

3) Sostener el tobillo firme con una mano y hacer rotar el pie con la otra mano, primero en una dirección y luego en la otra. Hay que asegurarse que el pie no haga el trabajo, ya que deberá estar lo más relajado posible, ausente de tensiones: son nuestras manos las que tienen que hacer el trabajo y las que le darán movilidad. Este ejercicio tendrá que realizarse durante dos minutos, aproximadamente, en cada dirección.

4) Lo que viene ahora es la rotación de dedos, comenzando con el dedo gordo del pie. Deberá sostenerse con firmeza la base de este dedo con una mano para hacerlo rotar con los dedos de la otra, de manera parecida a una rotación de tobillo. Cada dedo tendrá

que ser rotado hacia ambas direcciones, al menos durante un minuto.

5) Seguiremos trabajando con cada dedo del pie. Ahora, deberá tomarse cada dedo, de a uno por vez, y, con la ayuda del pulgar y el índice de nuestra mano, se tirará con suavidad hacia delante, es decir, hacia la dirección que apuntan los dedos.

6) Con una mano, sostendremos ahora la parte superior del pie con el fin de sujetarlo, y con la otra mano, colocada en forma de puño, iniciaremos un masaje sobre la planta del mismo pie. Deberemos acariciar, con el puño, todo el largo del pie, repitiendo la operación unas cuantas veces, puesto que se trata de un ejercicio sumamente relajante. Este proceso deberá hacerse con sumo cuidado, sin presionar excesivamente la planta del pie, para evitar estimular aquellas zonas sensibles de manera inadecuada.

7) El ejercicio descrito anteriormente (punto 6), posee una variante que, aunque algo más complicada, es evidentemente más efectiva. Esta variante es utilizada siempre por los terapeutas. Conociendo la técnica, un paciente estará en condiciones de ejercerla durante el autotratamiento. Consiste en hacer presión, directamente, con el dedo pulgar. Se colocará el pulgar de la mano sobre la planta del pie, aunque en una posición levemente inclinada. Se ejercerá presión en la zona a tratar y, luego, como un tractor, se deslizará el dedo hacia delante y hacia atrás, en un movimiento de arrastre, de la manera graficada en el dibujo adjunto a este punto. Así, el pulgar se endereza e inclina y se vuelve a enderezar a medida que recorre la parte a tratar. Aunque el punto 7 es una variante del 6, no necesariamente uno deba reemplazar al otro en un autotratamiento. Ambos son complementarios y pueden ejercitaren forma conjunta.

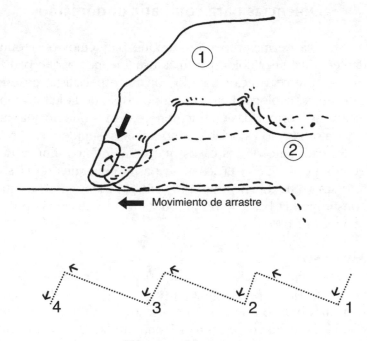

Movimiento de arrastre

4   3   2   1

Técnica de masaje

De esta manera, hemos observado hasta aquí las técnicas que no deben faltar en ningún autotratamiento reflexológico, ya que tienen como fin, primero liberar tensiones, profundizar la respiración y relajar pies y cuerpo, y segundo, dar lugar a la estimulación y sus efectos correspondientes. En el punto siguiente, cuando detallemos las diferentes enfermedades o trastornos más usuales que pueden combatirse por medio de la reflexología, analizaremos también las técnicas más precisas para emplear en cada caso. De todas maneras, es necesario recordar que los siete puntos detallados en esta sección deben ser llevados a cabo en todo tipo de trastornos, puesto que se tratan de nociones básicas y elementales que pueden ser empleadas sin importar el caso específico.

Dolencias para combatir uno mismo

No está de más repetirlo, aunque pequemos de redundantes. Cualquier dolor, por más usual o menor que parezca, siempre será mejor tratarlo con un especialista, en este caso un reflexólogo. Pero siguiendo al pie de la letra las indicaciones formuladas en este libro, creemos que un autotratamiento no sólo es posible, sino además, simple y efectivo.

En cada uno de los casos que detallaremos, nunca debemos perder de vista los siete pasos generales de la autoterapia reflexológica descritos anteriormente, puesto que constituyen la base de un autotratamiento algo más preciso y minucioso.

ABSCESO

Esta palabra encierra dos significados. Un absceso es la acumulación de pus en una parte del organismo. Pero también un absceso puede ser provocado con fines terapéuticos, como forma de estimular la inmunidad del organismo.

En reflexología, un absceso puede abrirse mediante masaje de la zonas-reflejo relevante y, una vez abierto, ya está en el camino de la curación. El masaje subsiguiente tendrá como fin la aceleración del proceso curativo.

ACNÉ

El acné puede responder a múltiples causas. No siempre tiene que ver con cuestiones concernientes a la edad, como en el caso de los adolescentes. La mala alimentación y hasta un gen hereditario constituyen otros factores por los cuales se contrae acné.

Los masajes tiene que ser, al igual que las causas del acné, múltiples: en las zonas-reflejo de las partes afectadas, en las áreas reproductoras, en el aparato digestivo, el hígado, el plexo solar, los riñones, la tiroides, la glándula suprarrenal, el bazo y los conductos linfáticos.

ADICCIONES

Al igual que en el cáncer, los problemas de adicciones (al alcohol, a las drogas, al tabaco o a la comida), merecen la presencia de un reflexólogo profesional, dada la complejidad del asunto y los diversos síntomas y consecuencias observados según los casos. De todas formas, un autotratamiento serviría para suministrarse un masaje general del pie, con el objetivo, primario, de relajarse y liberar tensiones. Por lo general, el hígado, los riñones, el estómago y los pulmones son algunos de los órganos más proclives a ser afectados a raíz de las diferentes adicciones.

Deberá prestarse atención, entonces, a las zonas-reflejo de aquellas áreas del organismo más afectadas.

ALERGIAS

Se trata de otro trastorno con causas múltiples y que puede afectar diversas áreas del cuerpo.

Por lo tanto, deberán masajearse las zonas-reflejo de las áreas del cuerpo afectadas, el plexo solar, la hipófisis, la glándulas linfáticas, la suprarrenales y el bazo. Un caso frecuente son las alergias a determinadas comidas; en este caso deberá prestarse una debida atención a las áreas del aparato digestivo que, como hemos observado, se trata de uno de los sistemas orgánicos más sensibles y causantes de malestares de diverso orden.

ANSIEDAD

A veces, la ansiedad, puede derivar en una depresión y, en ocasiones, un trastorno y otro terminan confundiéndose, dado los parecidos de sus síntomas.

Un masaje general de los pies es nuevamente beneficioso, pero debe prestarse mucha atención a los riñones, la glándula suprarrenal, el plexo solar, el estómago y las zonas-reflejo del corazón.

ARDORES ESTOMACALES

Suelen deberse a la contracción de los músculos del esófago cuando el ácido del estómago vuelve hacia el éste órgano.

Es habitual que ante este tipo de malestares, una persona beba una sal de fruta, tan promocionadas en los medios de comunicación al tratarse de un medicamento de venta libre. Sin embargo, la reflexología recomienda un método más natural y económico: masajes en las zonas-reflejo del esófago, pecho, estómago, plexo solar y glándula suprarrenal.

ARTRITIS Y REUMATISMO

La artritis es causante de dolor e inflamación en las articulaciones, mientras que el reumatismo provoca dolor, rigidez e inflamación de articulaciones y músculos.

Como estas afecciones poseen un efecto profundo en todo el cuerpo, el tratamiento tiene que ser lo más general posible y, en un segundo término, más preciso en aquellas zonas específicas, por ejemplo en codos, rodillas y otras articulaciones afectadas. También, se recomiendan masajes en la hipófisis, la paratiroides, los riñones, el plexo solar, glándula suprarrenal, los bronquios y los pulmones.

ASMA

Problema respiratorio que afecta a millones de personas en todo el mundo, el asma puede ser controlado de varias maneras.

Sin embargo, la reflexología recomienda un masaje preciso en las zonas-reflejo de los pulmones y bronquios, y también en el plexo solar, la columna, la glándula suprarrenal, la hipófisis, la tiroides, las glándulas reproductoras, el corazón y la válvula ileocecal.

CALAMBRES

También conocidos con el nombre de rampas, los calambres musculares suelen estar causados por falta de calcio en el músculo, o por una marcada sobreexigencia en la actividad física.

Deberá trabajarse en las zonas-reflejo de las glándulas paratiroides, que distribuyen el calcio por todo el cuerpo. También habrá que masajear las zonas-reflejo de las áreas que estén afectadas por los espasmos y del corazón.

CALCULOS BILIARES

Como en el caso de piedras en los riñones, la reflexología también permite deshacerse de los cálculos biliares.

¿De qué manera es posible la curación?. Masajeando la zona-reflejo de la vesícula biliar, el conducto biliar (que une el duodeno con la vesícula biliar), el intestino delgado, el hígado, el plexo solar y la glándula suprarrenal. Si se han retirado los cálculos biliares mediante cirugía, el masaje en la zona-reflejo puede reducir en gran manera la debilidad del tejido alrededor de la cicatriz y normalmente servirá para acelerar el proceso de curación.

CÁNCER

Los tumores malignos del cuerpo pueden contenerse aplicando algunas técnicas en un autotratamiento de reflexología, pero lo mejor, al tratarse de un mal extremadamente delicado y complejo, es acudir a un profesional.Al igual que otras terapias alternativas que en los últimos años supieron otorgar algunas respuestas en la lucha del hombre contra el cáncer, la reflexología puede se de utilidad como una terapia alternativa y complementaria de la medicina convencional.

Es recomendable dar un masaje general a todo el pie. Existen otros ejercicios algo más específicos, pero optamos por no mencionarlos, puesto que no son específicos de un autotratamiento, y exceden la categoría de esta sección. Es muy importante la consulta con un reflexólogo avezado, quien será guía y sostén en el combate contra el cáncer.

CIÁTICA

El nervio ciático inflamado produce un fuerte y persistente dolor que puede sentirse en cualquier parte desde la espalda inferior hasta las nalgas, la parte posterior del muslo y tanto detrás como sobre las rodillas.

Para combatir este mal, la reflexología aconseja un tratamiento directo a la zonas-reflejo de la ciática a través del talón del pie y del área que sube de la parte posterior del tobillo y pantorrilla, como así también en la columna vertebral inferior, las articulación sacroilíaca, la pelvis, la cadera y la rodilla.

CISTITIS

Es una infección de la vejiga que causa una sensación de ardor al orinar. Deberá masajearse las zonas-reflejo de la vejiga, el riñón, los conductos de la uretra, la glándula suprarrenal, los nódulos linfáticos pélvicos, la hipófisis y la próstata. Como la cistitis produce dolor en la parte inferior de la espalda, es acertado, también, masajear las zonas-reflejo de la columna.

CONJUNTIVITIS E INFLAMACION

Se trata de una afección por la cual se producen inflamaciones de las membranas que cubren los ojos, ocasionando hinchazones y lágrimas. El masaje, por lo tanto, debe estar dirigido en las zonas-reflejo del ojo, los nódulos linfáticos superiores, los riñones, la glándula suprarrenal y la columna superior. Además, es recomendable presionar en el punto de las plantas de los pies en donde se unen el puente y el inicio del talón. Este procedimiento tiene como fin atenuar la inflamación y puede ser utilizado en cualquier otro caso de inflamación, sin importar el lugar del cuerpo en donde se produzca, puesto que se trata de un ejercicio abarcativo y general que, aunque no combata el problema desde la raíz, logra aliviar considerablemente el malestar.

DEPRESIÓN

Las causas de la depresión pueden ser múltiples: la supresión o represión de una emoción, un golpe emocional muy fuerte, la muerte de un ser querido, un desequilibrio hormonal, yo incluso puede ser una consecuencia genéticamente hereditaria. Sería irresponsable aconsejar, aquí, qué tipo de tratamiento emprender para combatir la depresión, puesto que la terapia tiene que estar directamente relacionada con las causas. Según la causa, se impone determinado tratamiento. Lo mejor, en casos de depresión, es acudir a un profesional. Asimismo, un masaje general de los pies, teniendo en cuenta sus efectos relajantes, pueden ayudar a aliviar la angustia que una depresión provoca.

DOLOR DE CABEZA

Se trata de una de las afecciones más habituales y, acaso, más fáciles de combatir uno mismo mediante la reflexología. El primer paso consiste en una rotación firme del dedo gordo del pie, puesto que en ese dedo se encuentran correspondencias con las zonas del cuello y la cabeza. Luego, se procederá una presión en todas las zonas-reflejo del dedo gordo. Es probable que, al comienzo, se experimenten algunos dolores agudos. No hay que temer; se trata de algo normal en los inicios de los masajes, los cuales no deberán abandonarse. Al cabo de un rato, los dolores se irán atenuando. Un buen método para ejercer esta presión o masajes sobre las zonas-reflejo del dedo gordo del pie es mediante la técnica de arrastre con el pulgar inclinado de la mano que hemos descrito con anterioridad.

Sabemos que los dolores de cabeza pueden derivar de numerosas causas. Si no se trata de una jaqueca común y tenemos la certeza de que responden de un ataque del hígado o del sistema digestivo, pues entonces nuestra presión y masajes tendrán que dirigirse, empleando la misma técnica del dedo gordo, a las zonas-reflejo del pie correspondientes con dichos órganos.

DOLOR DE MUELA

Cuando se producen este tipo de afecciones, lo mejor es acudir a un odontólogo, puesto que la reflexología, de ninguna manera, puede reemplazar la acción de extirpar una muela dañada o la cura de una caries. Sin embargo, mediante la reflexología es posible aliviar el dolor antes de la consulta con un profesional. Un dolor de muela puede aliviarse con masajes en las zonas-reflejo del pie correspondientes a dientes, encías, cara y plexo solar. Es muy agradable, también, suministrarse un masaje general, suave, a lo largo de la planta del pie, puesto que tiene efectos relajantes y eliminadores de tensión, lo que, consecuentemente, puede llegar a aliviar un dolor de muela, zona afectada en la que, más allá del origen del problema (caries, infección, etc.), se aloja un residuo tensional de importancia.

DOLOR DE OÍDOS

El tratamiento debe similar a los casos de dolores de cabeza, dada la proximidad del oído con aquellas zonas-reflejo.

En este caso específico, los masajes tendrán que estar enfocados en aquellas zonas del pie correspondientes al oído, además de las del lado de la cabeza, cuello y parte superior de la columna vertebral, trompas de Eustaquio y nódulos linfáticos superiores.

ECZEMA

El eczema, es a menudo, una reacción alérgica, en ocasiones inducida por el estrés.

Hay que masajear las zonas-reflejo de todas las partes afectadas y de la hipófisis, las glándulas suprarrenales, los riñones, el área del aparato digestivo y el plexo solar.

EMBARAZO

Hemos advertido, páginas atrás, que las mujeres embarazadas deben prestar una atención especial a la hora de emprender un tratamiento reflexológico, puesto que están en un estado de mayor sensibilidad que otras personas. Sus tratamientos deberán ser más cortos que lo habitual y los masajes suministrados con mayor suavidad.

En meses de embarazo, es beneficioso en términos de relajación masajear toda la región pélvica. Este ejercicio estimula la circulación y facilita el terreno del embarazo y del parto.

Aquellas afecciones características dentro del embarazo, como el mareo, el estreñimiento y los ardores se alivian con masajes en las zonas-reflejo apropiadas. Deberá evitarse la presión real en el punto del útero.

ESTREÑIMIENTO

El estreñimiento o constipación son consecuencias directas de un mal funcionamiento del aparato digestivo, fundamentalmente de la zona baja de los intestinos que, por variadas causas, retiene la materia alimenticia cuando debería eliminarla, provocando un trastorno que puede afectar, también, a otros órganos. Deberá comenzarse a trabajar en el pie derecho, en la base del colon ascendente. Habrá que presionar la zona refleja del colon con el pulgar, empleando el movimiento de arrastre utilizado para el dolor de cabeza, hasta llegar a la zona del colon transverso. Luego, tendrá que trabajarse el pie izquierdo. Habrá que presionar el punto de unión entre el colon transverso y el descendente y, luego, la zona correspondiente al ano.

El fin buscado es el de aliviar la zona del intestino grueso y desbloquear, después de un par de tratamientos, el estreñimiento.

ESTRÉS

Mentada palabrita que adquirió gran parte de su fama en los últimos años. El estrés es una enfermedad nerviosa cuyas consecuencias suelen verse también en otras zonas del organismo.

Como en los casos de insomnio, es reconfortante un masaje general de los pies. También es importante prestar una particular atención a las zonas-reflejo del plexo solar, la cabeza y el corazón.

FATIGA

La fatiga suele derivar del estrés, y se evidencia en los órdenes físico, mental y emocional.

Así, su tratamiento reflexológico deberá ser similar al empleado para combatir el estrés. Repetimos: es muy bueno para este tipo de afecciones un masaje general de los pies antes de irse a dormir y, en el caso de la fatiga específicamente, también al levantarse de la cama.

FIEBRE DEL HENO

Se denomina de esta manera a la reacción alérgica al polen, que trae como consecuencias moqueo en la nariz, dolor y picazón en la garganta, lágrimas y tos.

Es de gran ayuda emplear la reflexología en las zonas reflejo de senos, nariz, ojos y garganta, además de en las áreas suprarrenales, la cabeza y el aparato digestivo.

FRACTURAS

El proceso curativo de un hueso roto, quebrado o fracturado puede acelerarse a través de la reflexología, como así también el alivio del dolor que ocasiona la fractura.

Deberá trabajarse directamente sobre la zona afectada y proporcionar, además, masajes algo más generales en las zonas cercanas al hueso roto, las que por reflejo también pueden experimentar dolor. Además, debe tratarse las zonas de la columna vertebral, la glándula suprarrenal, el plexo solar y glándulas paratiroides.

GASES

Uno de los trastornos digestivos más frecuentes tiene que ver con la expulsión de gases producto de un mal funcionamiento de algún sector de la maquinaria digestiva luego de la asimilación de los alimentos, y, también, el de un mal hábito alimenticio, tanto en la forma como en la calidad.

Comer comidas pesadas, de manera ligera, masticando mal y tragando bocanadas de aire, es uno de los motivos más frecuentes por el cual muchas personas padecen de este trastorno.

Deberá trabajarse las zonas-reflejo del estómago, la válvula ileocecal (ubicada cerca de la base del colon ascendente) y el pliegue sigmoideo (en la base del colon descendente cerca del recto). Es útil, también, la realización de masajes en las zonas-reflejo del plexo solar, el diafragma y el hígado.

GOTA

Se denomina así a la dolorosa afección de la articulaciones, normalmente en los dedos de la mano y del piel.

Suele aliviarse a través de masajes en la zona refleja del área afectada. Sin embargo, puede suceder que a raíz de la misma enfermedad, el dedo gordo del pie se encuentre dañado. De ser así, el masaje tendrá que ser dado en el dedo pulgar. También deberán tratarse el plexo solar, los riñones, el hígado, la glándula suprarrenal, la glándula paratiroides y la hipófisis.

HEMORROIDES

Se trata de otro de los trastornos frecuentes que tienen como protagonista a los intestinos y al aparato digestivo. Una buena dieta alimenticia aliviará el dolor que ocasionan las hemorroides y desinflamará la zona afectada.

Además, la reflexología propone un masaje a las zona reflejo del ano, los intestinos, el recto, la circulación linfática, el hígado, el plexo solar y la gándula suprarrenal.

HERNIAS

Son afecciones que provocan mucho dolor y que limitan considerablemente la libertad de los movimientos corporales. Suelen darse en la ingle (hernia inguinal) y en el sector en el que el esófago pasa por el diafragma (hernia de hiato).

Los masajes deberán darse en la zona-reflejo afectada, y en el plexo solar y la glándula suprarrenal.

HERPES

La reflexología suele ser una disciplina ideal para curar este tipo de erupciones. En los casos delicados que requieran de un tratamiento mucho más profundo y prolongado, puesto que los herpes son apenas una parte visible de un problema más oculto que debe ser tratado desde la raíz, la reflexología, de todas formas, sirve para aliviar los dolores, para atenuar las molestias que, en ocasiones, son muy intensas.

Los masajes deberán estar enfocados hacia las zonas-reflejo de aquellas áreas afectadas, pero también en las áreas linfática, del plexo solar y del bazo, órgano que posee propiedades purificadoras, preventivas y desinfectantes del organismo.

HIPERTENSIÓN

También denominada alta presión, tiene sus funda-mentales causas en los excesos de peso, alcohol, tabaco, té o café. Las consecuencias son variadas: dolores de ca-beza, nariz sangrante, mareos, insomnio, visión nublada, ruidos en los oídos, problemas respiratorios y, en ocasio-nes muy severas, puede resultar mortal.

Es importante masajear la zona refleja del corazón, el plexo solar, la glándula suprarrenal, los riñones, los ojos, los pulmones, el cuello y la columna vertebral.

Es necesario aclarar que, al igual que en otros trastor-nos aquí descritos, si la persona no modifica sustancial-mente sus malos hábitos de vida, aquellas costumbres alimenticias o de otra índole que perjudican su salud, la reflexología poco puede hacer.

Primero es necesario querer cambiar, proponerse me-jorar. Si falta esta premisa, esta actitud saludable a favor de la vida, todo lo demás, incluso la reflexología, será en vano.

HIPOS

Es un trastorno muy habitual al que, por lo general, se le presta poca atención y no se lo diagnostica a tiempo. Cuando el hipo aparece, suele tomarse una actitud pasiva ante el problema, hasta que el hipo, así como vino, se re-tira. Los hipos son espasmos del diafragma, y en algunas personas son crónicos, al registrarse con frecuencia, inclu-so varias veces en un mismo día, ocasionando una sensa-ción dolorosa.

Se debe masajear las zonas-reflejo del diafragma, como así también las del plexo solar y la hipófisis.

HIPOTENSION

Es todo lo contrario a la hipertensión. En este caso, se trata de la presión baja. Pero es una enfermedad igualmente peligrosa. Esta afección provoca cansancio, sensibilidad ante el frío o el calor y aceleración de las pulsaciones cardíacas.

Hay que masajear las zonas-reflejo del corazón, el plexo solar, los riñones, la cabeza, el cerebro y la glándula suprarrenal.

INCONTINENCIA

Implica un problema con la vejiga, una debilidad muscular, que afecta, sobre todo a niños y ancianos. Los niños que suelen mojar la cama a menudo pueden poseer algún trastorno emocional, producto de la edad. La reflexología aconseja masajear las zonas-reflejo de la vejiga, los riñones, los uréteres, el plexo solar, la glándula suprarrenal, la columna vertebral, la próstata y la hipófisis. Es importante recordar que, al tratar con niños, la presión ejercida sobre el ,pie deberá ser suave y no exagerada en cuanto al tiempo de tratamiento.

INDIGESTIÓN

El dolor de estómago luego de una comida pesada, e incluso el dolor de estómago crónico producto de una gastritis o de una lenta digestión, son afecciones habituales que, insistimos, se mejorarían considerablemente transformando hábitos alimenticios perjudiciales.

Es acertado comenzar el autotratamiento reflexológico pasando el puño varias veces por la planta del pie, desde la base de los dedos hasta el talón, como acción relajante. Luego, con mayor precisión, deberá trabajarse las zonas-reflejo del estómago, intestino, plexo solar y diafragma.

INSOMNIO

El insomnio (la imposibilidad de dormir) puede ser el síntoma de otras enfermedades, pero así también una enfermedad en sí misma. Es muy habitual, en estos tiempos vertiginosos y en nuestras sociedades urgidas por más de un problema, que una gran parte de la población experimente este trastorno.

La reflexología suele recomendar, en todos los casos y más aún cuando prevalece el insomnio, un masaje general de los pies, durante las noches, inmediatamente antes de intentar conciliar el sueño. Este tratamiento tiene como fin la relajación, la liberación de tensiones y promover la concentración en el acto de dormir y no en los problemas de la cotidiana vida diurna. La reflexología le dedica una esmerada atención al dormir, puesto que un mal descanso provoca muchas de las enfermedades descritas en esta sección y hace inútil los esfuerzos para la curación.

MENOPAUSIA

La menopausia se evidencia en una determinada edad de la mujer mediante dolores de cabeza, mareos, trastornos digestivos e irregularidad del período menstrual.

Es bueno tratar las zonas-reflejo de los ovarios, las trompas de Falopio, el útero, la hipófisis, la glándula suprarrenal, la tiroides, la cabeza, los oídos y las áreas del aparato digestivo.

MUCOSIDAD

La mucosidad puede ser una respuesta directa a un resfriado o gripe. Pero también, la mucosidad puede volverse crónica, manifestándose regularmente sin ningún tipo de motivo aparente.

El exceso de mucosidad, entonces, se alivia mediante masajes en las zonas-reflejo de la glándula suprarrenal y la válvula ileocecal.

OBESIDAD

Cuando los kilos de más se evidencian no sólo en el aspecto estético, que siempre es subjetivo, arbitrario y responde a las modas del momento, sino también en cuestiones mucho más complejas y orgánicas, existe un problema de obesidad. Cansancio, agotamiento, movimientos lentos y dificultosos, respiración entrecortada, hipertensión, transpiración excesiva, entre otros trastornos, pueden ser consecuencia directa de la obesidad.

La reflexología recomienda un cambio de hábito, alimentarse mejor, hacer ejercicios físicos y abandonar una vida sedentaria. Pero también, y ya entrando en un terreno mucho más específico, trabajar con masajes en aquellas zonas correspondientes a la ansiedad (ver enfermedad con este título), y dedicarle especial atención a las áreas correspondientes con la circulación sanguínea y las zonas reflejas del corazón y del aparato digestivo.

PIEDRAS EN LOS RIÑONES Y OTROS TRASTORNOS RENALES

Son depósitos de sales de calcio ubicadas en los riñones. Se trata de localizar la piedra en las zonas-reflejo para llevarla del riñón a la vejiga vía los uréteres, y poder, así, expulsarla.

Como se ve, no es una misión fácil, pero es posible. Es aconsejable, además, suministrarse masajes en las zonas de la hipófisis, la tiroides y paratiroides. Además de las piedras, el masaje en las zonas-reflejo del riñón ayuda a todo tipo de trastornos en infecciones renales, como así también a la retención de líquidos.

PROBLEMAS CIRCULATORIOS

A veces, la circulación de la sangre se ve dificultad y se hace más lenta, provocando trastornos de diverso tipo.

Un masaje general de todas la zonas reflejas ayuda a la circulación de la sangre de todo el cuerpo. Se aliviarán, así, los sabañones en manos y pies y las venas varicosas. Los masajes también deberán ser suministrados en las zonas-reflejo de las áreas afectadas, y en el corazón, el intestinos y el hígado.

PROBLEMAS MENSTRUALES

Se enmarca dentro de esta categoría a aquellos períodos en los que la mujer experimenta tensión premenstrual o ausencia general de reglas.

Los masajes deben ser suministrados en las zonas-reflejo de los ovarios y del útero. Una semana antes del período menstrual es recomendable masajear las zonas-reflejo de la pelvis, las glándulas linfáticas, las vértebras lumbares y el sacro, que es la parte inferior de la columna, en donde se almacena mucha tensión. Las zonas-reflejo relacionadas que pueden estimular períodos regulares y normales son la hipófisis, la tiroides, la glándula suprarrenal, el plexo solar, la cabeza y las trompas de Falopio.

PROBLEMAS SEXUALES

Los problemas sexuales suelen estar emparentados con trastornos emocionales. Sabemos que la reflexología es un arma muy eficaz en el terreno emocional, por lo que puede ser de gran ayuda para superar los problemas de este tipo, tanto a nivel mecánico como en un contexto mucho más amplio. Así, trastornos de fertilidad, impotencia, escasez de deseo sexual, insatisfacción, frigidez y eyaculación precoz, entre otras dificultades de índole sexual, tienen una solución gracias a la reflexología.

Se recomienda un masaje general, dedicándole una esmerada atención a las zonas-reflejo que combaten la ansiedad, la depresión y el estrés (véase lo específico de esos títulos). Además, son aconsejables los masajes de los zonas-reflejo de los órganos sexuales.

Como los diversos problemas de constitución sexual pueden tener raíces bastante ocultas y complejas, a veces el autotratamiento es insuficiente para una cura global. Se recomienda, por lo tanto, la consulta con un terapeuta profesional.

RESFRIADO

Para combatir un resfriado común, deberá procederse de la siguiente manera: masajes completos de las zonas reflejas de la nariz, garganta, pulmones, ojos, oídos y cabeza. Deberán trabajarse, también, la zona de los senos. Si el resfriado es fuerte, con manifestaciones de fiebre, se aconseja trabajar en la zona refleja de la hipófisis con la mayor frecuencia posible mientras persista el estado febril.

RIGIDEZ DE CUELLO

Como hemos visto en el título "Nociones básicas de la autoterapia reflexológica", el proceso de girar el dedo gordo del pie durante unos minutos, libera el cuello de tensiones. Este ejercicio deberá ser completado con un masaje firme en el sector del dedo gordo cercano al segundo dedo.

Como los dolores de cuello pueden llevar a dolores de cabeza, oídos, hombros, brazos y espalda, no hay que descartar los masajes a las zonas-reflejo correspondientes.

TRASTORNOS OCULARES

En varias ocasiones, algunos trastornos de ojos tienen su origen en los riñones, puesto que estos órganos se encuentran en la misma zona de la de los ojos.

Por lo tanto, los masajes deberán darse en las zonas-reflejo de éstos órganos, del plexo solar, del estómago y de los ojos.

ÚLCERAS

Existen varios tipos de úlceras. Las más comunes, una vez más, se alojan en el aparato digestivo. Son muy usua-

les las úlceras gástrico-péptica (en el estómago), y la duo-
denal (en el intestino delgado). Por lo tanto, los masajes
tendrán que estar concentrados en las zonas-reflejo correspondientes, y en las del plexo solar, el diafragma, la glándula suprarrenal y el corazón.

Algunos conceptos sobre los ejercicios reflexológicos

Se ha visto: la reflexología es capaz de curar o aliviar
cualquier tipo de enfermedad, desde la más inofensiva y habitual, como un resfriado o dolor de muelas, hasta las más
complejas y peligrosas, como el cáncer o las adicciones. Pero lo que es más destacable, aún, es que la reflexología sirve, además, como una eficaz herramienta de prevención.

No importa si no padecemos enfermedad alguna; el ejercicio habitual de la reflexología nos proporcionará la inmunidad orgánica que impedirá el acceso de las enfermedades. Por supuesto que la reflexología no hace milagros, y
que, en algún momento de nuestras vidas, más allá de las
bondades de la reflexología, experimentaremos algún trastorno, aunque más no sea un calambre. Pero la reflexología nos permitirá mejorar nuestra calidad de vida, y nos eli-
minará la necesidad de ingerir medicamentos caseros o
consultar periódicamente al médico.

Es importante seguir los ejercicios con la precisión requerida. No nos confundamos de pie (cosa muy normal,
fundamentalmente en los iniciantes o inexpertos en la reflexología). Es decir, si bien existen áreas en el organismo
que tienen sus zonas reflejas en ambos pies, deben estu-
diarse bien aquellas áreas que responde al pie izquierdo y
al pie derecho. Cuando el tratamiento es de índole general, carente del detalle de una terapia más específica según
el tipo de enfermedad, la terapia puede realizarse indistin-

tamente en cualquier pie. En estos casos, los reflexólogos recomiendan utilizar siempre los dos pies, comenzando por el izquierdo. Lo mismo sirve si se utilizan las manos.

No nos olvidemos de adoptar una posición cómoda, de poseer una luz ambiental tenue, de estimularnos con una música suave y relajante en el caso de que lo consideremos necesario, y de iniciar los ejercicios reflexológicos en horarios alejados de las comidas; nunca inmediatamente después del almuerzo y nunca luego de la cena.

Otro factor importante a tener en cuenta es que tenemos que aprender a disfrutar del desarrollo de una sesión o autoterapia. Es decir, no debemos tomar a la reflexología como una mera medicina en lo que lo único que importa es su resultado sanador.

No, de ninguna manera debemos limitar las bondades de esta noble disciplina. La reflexología es también placentera, más aún cuando nos la suministra un terapeuta, alguien que sepa como estimularnos, provocándonos no sólo salud, sino además un arrojo de bienestar.

Hemos visto que la salud y la belleza, entendiendo a la belleza como a las sensaciones de agrado y placer que mediante la reflexología podemos experimentar, están más cerca de lo que creíamos.

No se trata sólo de un juego de palabras y conceptos reflexológicos: el bienestar está a nuestros pies, o, si se prefiere, al alcance de nuestras manos.

Los beneficios primarios de la reflexología

Hemos observado que la reflexología tiene como fin la obtención de una respuesta saludable de los órganos, sistemas o estructuras a través de la adecuada y precisa estimulación aplicada a sus correspondientes micro-reflejos. Esto permite reestablecer el balance natural de la energía y funcionalidad armónica de todo el organismo. En síntesis, y para expresarlo en un lenguaje más llano y cotidiano, la reflexología es capaz de curar –y prevenir–, en todos los niveles, cualquier tipo de dolencia o insuficiencia experimentadas por un ser humano. A modo de repaso de las enseñanzas que este libro ha intentado comunicar hasta aquí, enumeraremos los beneficios más importantes que pueden obtenerse a través de la terapia reflexológica:

1. Relajación y balance de la tensión.

2. Mejoría en la circulación sanguínea.

3. Normalización natural de las funciones del cuerpo, sin efectos laterales adversos.

4. Supresión total del dolor originado por un trastorno físico u orgánico.

5. Curación de enfermedades en un terreno mucho más profundo que aquel alcanzado por la medicina convencional.

6. Conocimiento pleno de la composición y tramado de nuestro organismo.

7. Convencimiento de que, a partir de nuestro propio cuerpo, es posible acceder a la cura y prevención natural de enfermedades diversas.

8. Disminución palpable de efectos secundarios contraproducentes, ya que en un tratamiento reflexológico no se utilizan:
   a. drogas de ningún tipo.
   b. prescripciones de ningún tipo ni en ningún caso.
   c. máquinas, aparatos o instrumentos diversos. La única

herramienta que el reflexológo utiliza para el desarrollo de sus terapias son exclusivamente sus manos y nada más.

9. Recibimiento de placer y bienestar gracias a los masajes reflexológicos.

10. Modificación sustancial de las costumbres y los hábitos de vida perjudiciales, en función de la salud orgánica, mental y espiritual.

Estos diez puntos constituyen los beneficios primarios de la reflexología. Sin embargo, las bondades que la reflexología ofrece no significan la anulación total de la visita a un médico tradicional. Repetimos algunas consideraciones formuladas páginas atrás: la reflexología no suprime a la otra medicina; se complementan. Al fin y al cabo, ambas intentan arribar al mismo fin: la sanación del paciente. Médicos, enfermeras, psicoterapeutas y demás profesionales de la curación ofrecen a sus pacientes tratamientos reflexológicos. La medicina clásica ha encontrado en la reflexología una suerte de aliado para combatir los más diversos males.

Estos puntos en común entre la medicina tradicional y la reflexología no logran ocultar, sin embargo, algunas diferencias existentes entre ambas terapias a la hora de tratar un mal. Es cierto: se complementan, se necesitan, persiguen un mismo objetivo, pero eso no las hace idénticas. A modo de ejemplo, revisaremos a continuación un caso emblemático y muy difundido de un paciente con serios trastornos de depresión (una de las enfermedades más difíciles de combatir por la medicina tradicional), que fue atendido tanto por la medicina convencional como por la reflexología.

Una historia para prestarle una considerable atención.

Las terapias del señor López

Existen muchísimos casos significativos de pacientes atendidos con métodos reflexológicos que pueden ser mencionados con el fin de demostrar las bondades de esta disciplina. Por cuestiones de espacio vamos a contar una sola historia, pero la complejidad del cuadro que presentaba el paciente y los intentos fallidos para superarlo la tornan emblemática.

La historia de este hombre circula, desde hace bastante tiempo, por Internet. Se trata de un caso real, auténtico, genuino, que es puesto en todo el mundo como ejemplo para confirmar los beneficios que ofrece la reflexología.

Hace algunos años, el señor López (este es el falso apellido que figura en la red para preservar su verdadera identidad), cuando tenía 37 años de edad comenzó a sufrir severos ataques de depresión e insomnio (dos males extremadamente delicados que, como ya hemos observado, pueden ser tratados exitosamente mediante las terapias reflexólogicas).

Trabajaba encerrado en una oficina como gerente de un club social, actividad que le demandaba casi los siete días de la semana. El exceso en el trabajo, una vida sedentaria, la escasa exposición al aire puro y una alimentación deficiente e insuficiente desencadenaron el grave problema.

El señor López, acudió al servicio médico convencional y le fue prescripta una droga antidepresiva, la cual le ocasionaba severos efectos secundarios. Su médico, entonces, le cambió esa droga por Benzodiazepina, con el fin de controlar su ansiedad y combatir el insomnio. Su estado depresivo, no obstante, continuó agravándose. Su presión arterial estaba elevada considerablemente, tenía problemas de sobrepeso, repentinos ataques de llanto, un creciente malhumor, dificultad para concentrarse, inocultables síntomas de estrés y comenzaba a evidenciar cierto tartamudeo al hablar. Fue entonces cuando, envuelto en un estado de desesperación, abandonó la medicina prescripta y decidió consultar con un terapeuta en reflexología.

El primer paso del terapeuta consistió en examinar los pies del señor López. Ambos mostraban cicatrices de cirugía en el extremo del dedo pulgar, debido a que en su adolescencia, alrededor de los 14 años, había sufrido una delicada infección, cercana a la gangrena, lo que motivó una intervención quirúrgica.

Los dedos pulgares del señor López estaban prácticamente ausentes de sensibilidad, pero los restantes dedos resultaron extremadamente perceptibles a la acción de la estimulación. Los micro-reflejos de la glándula tiroides, hígado, riñones, glándulas suprarenales, espina dorsal y el área correspondiente a los oídos manifestaban una hipersensibilidad, situación que le provocaba al paciente un dolor extremo.

Se inició el tratamiento con mucho cuidado. La terapia reflexológica arrancó con dos sesiones semanales, la cual se extendió a tres semanas. Se trabajó con ambos pies. Se puso especial énfasis en las áreas más sensibles, sobre todo las áreas reflejas del cerebro, tiroides, glándula pineal y glándulas adrenales. Esta terapia se complementó utilizando, también, las manos del paciente, debido a las deficiencias que manifestaban sus pies. Se le recomendó al señor López que procurara caminar, al menos, una hora por día. Después de cumplidas las tres semanas de tratamiento, las sesiones se redujeron a una por semana, durante dos meses.

Ya curado, en la actualidad, el señor López recibe una sesión cada cuatro o cinco semanas, a modo de prevención.

El señor López, gracias a la reflexología, ha mejorado notablemente su estado de salud. Las zonas dolorosas de sus pies fueron sanando. Luego de varios años de insensibilidad en la punta de su dedo pulgar, en ambos pies, el señor López ha comenzado a recuperar, gradualmente, la sensibilidad en esas áreas. Ya no sufre tartamudeo, ni sobrepeso, ni insomnio, ni ataques de llanto. No tiene necesidad de ingerir medicamento alguno. Su vida es perfectamente normal, sana, tanto en el plano físico como mental. Claro que, para lograr este óptimo estado, fue necesario, más allá de la reflexología, ciertos cambios de hábitos nocivos en el paciente.

El señor López continúa con sus caminatas periódicas. Hace ejercicios físicos y respira aire puro diariamente. Ha cambiado su trabajo por otro de menor carga horaria, lo que le permite un mayor descanso y más tiempo para pasar con su familia. Si antes su metabolismo se encontraba desbalanceado, ahora se permite llevar una vida más ordenada, lo que impide que su organismo sufra trastornos de desorden y confusión; esto significa que su reloj biológico comenzó a funcionar con absoluta normalidad. A diferencia de sus padecimientos de no hace mucho tiempo atrás, el señor López tiene apetito y se alimenta bien y sano, sin ningún tipo de sacrificios. Su estado de ánimo es óptimo. Acaso, por primera vez, descubrió cómo vivir y, de esta forma, a disfrutar plenamente de la vida.

Este es, apenas, un caso, un ejemplo, una muestra, una suerte de emblema de lo que puede hacer la reflexología para salvar a una persona. Pero esta historia también arroja una importante enseñanza: la reflexología, por sí sola, no lo puede todo; debe ser ayudada. ¿Cómo? ¿De qué manera? Queriendo, teniendo la fuerza de voluntad, tratando de modificar las erradas costumbres de vida, apostando por una vida saludable y mejor.

Un paciente de reflexología no es un ser pasivo, inerme, observador inmóvil del tratamiento suministrado por el profesional. De ninguna manera; un paciente tratado según los términos de la reflexología debe luchar activamente por su salud, como lo hizo el señor López, quien logró superar de una manera totalmente natural y desprovista de máquinas y medicamentos un severo caso de depresión.

Una cuestión de actitud

El caso del señor López sirve para ahondar, aún más, este concepto: ser partícipes de nuestra propia curación es uno de los aspectos esenciales no sólo de la reflexología, sino también de numerosas terapias alternativas, las cuales, ya fue dicho en el transcurso del libro, tienen su añejo origen en Oriente. De este lado del mundo, en Occidente, hemos sido culturalmente condicionados para creer o confiar en que "el médico te curará". Es decir, pensamos que la curación vendrá sin que los pacientes intervengan en ese proceso, casi de manera milagrosa, mágica, automática, sin que la persona enferma se digne a mover un pelo para tal fin. La relación existente entre el individuo y la salud, en los países de Oriente, es totalmente opuesta. Afortunadamente, las milenarias enseñanzas orientales están comenzando a escucharse en Occidente, cada vez con mayor fuerza, especialmente en estos últimos veinte años.

Imaginemos a una planta enferma, ausente de frutos, con flores marchitas, reseca, color extraño, deshojada y tallo debilitado. Un experto en la materia intentará curarla, salvarla de una muerte probable y definitiva. Trabajará la tierra, la regará periódicamente, le inyectará alguna sustancia que permita su rehabilitación. Todo el trabajo y esfuerzo, aquí, están dados por el médico botánico, mientras que el ser vivo (la planta) adquiere una actitud totalmente pasiva, más allá de algún posible secreto y oculto poder de voluntad para aferrarse a la vida. Un ser humano, claro está, deberá actuar, ante el dolor y la enfermedad, de una manera distinta. No somos plantas, no somos objetos. Pretender que un profesional nos salve sin ningún tipo de intervención de nuestra parte es un despropósito que revela no sólo un profundo desconocimiento sobre los mecanismos de sanación, sino también un desdén y desinterés peligrosos hacia nuestra propia vida. Para curar, siempre se necesita la actividad de dos partes: profesional y paciente.

Es importante entender que poseemos la capacidad innata de curarnos a nosotros mismos de cualquier dolor o enfermedad. Estamos hablando de nuestra propia vida, de nuestra salud, y no podemos ni debemos ser indiferentes a eso. Al principio puede provocar cierto temor sentir que realmente estamos en condiciones de asumir la responsabilidad de nuestra propia salud, pero se trata de una verdad que debe ser aceptada y asumida.

La reflexología y la medicina alternativa toda tienen una comprensión real de esta premisa y, por lo tanto, estimulan al paciente para que éste se ayude a sí mismo, más allá de las bondades de las distintas terapias y diversas herramientas de curación. Se trata de que cada parte se haga responsable y actúe en consecuencia a la hora de combatir una enfermedad. Ni más ni menos que asumir una responsabilidad ante el milagro de la vida.

Y también es necesario comprender que esta actitud responsable ante una enfermedad no debe acabarse en la curación. Es al gozar de buena salud, fundamentalmente, cuando debemos ser muy activos ante una eventual enfermedad. Es decir, debemos utilizar nuestras nobles y naturales armas para prevenir un eventual mal, para que el trastorno no nos invada, para no tener que visitar a un médico o a un terapeuta de alguna medicina alternativa. La reflexología hace mucho hincapié en la prevención, la forma esencial, la única manera, de sostener un estado saludable sin la necesidad de acudir, dolientes, a un profesional para que nos cure.

Ahondando aún más los aspectos relacionados con la prevención, debe afirmarse que la reflexología es una de las medicinas alternativas más efectivas para prevenir o advertir dolencias que el mismo paciente desconocía. La reflexología es una herramienta perfecta para el diagnóstico. Un reflexólogo puede detectar de forma inmediata si un área está desequilibrada: detectando una diferencia de temperatura, observando si la piel está seca, descamada o dura, notando los depósitos granulosos de ciertas zonas reflejas o utilizando otros medios. Es decir, mediante la investigación minuciosa del pie, el reflexólogo puede encontrar en el paciente potenciales problemas, acaso aún no evidenciados de manera tajante, por lo que el tratamiento tempranero constituirá un factor fundamental para una pronta recuperación. Los pies de una persona observados por la mirada atenta y estudiosa de un reflexólogo funcionan como una ventana del organismo del paciente. Por los pies es posible observar cualquier tipo de dolencia, por más insignificante y oculta que parezca, incluso antes de que esta se manifieste. Antes de que los síntomas sean evidentes para la persona, el cuerpo está gestando el desorden y lo cuenta a través de las áreas reflejas.

Atacar una enfermedad a tiempo es mejor que ignorarla o tratar de esconderla, como quien dice, debajo de la alfombra. La reflexología le hace frente a los problemas, no los ignora, no les teme. Y esto, como arma de prevención y curación, es fundamental para emprender una vida llena de salud, en el más amplio de los sentidos.

Dijimos que el señor López, en la actualidad, acude al terapeuta en reflexología, al menos, una vez al mes. ¿Por qué motivos, si ya está curado? En primer lugar, porque la terapia reflexológica produce un enorme placer en quien la recibe. Es relajadora, agradable, liberadora de tensiones, provocadora de alegría. Y en segundo término, porque la constante estimulación de las áreas reflejas evita la proliferación de nuevas enfermedades. Es por eso que mucha gente acude a su reflexólogo —o se proporciona una auto-

terapia de la manera en que hemos observado anteriormente– aunque carezca de alguna enfermedad o problema
específicos. Se trata de una gimnasia periódica que produce bienestar y previene enfermedades. Y eso no es poca
cosa.

Difícilmente, quien alguna vez aprovechó los servicios
de la reflexología, pueda abandonarla. La reflexología es
un estilo de vida, un hábito generoso digno de ser disfru-
tado, una y otra vez.

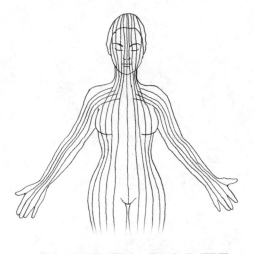

CUARTA PARTE
La clasificación

Todas las ramas de la reflexología

El mundo es vasto, casi inabarcable, ilimitado, infinito. También la reflexología. Pensemos a la reflexología como un gran árbol compuesto por numerosas ramas que, aunque distintas unas de otras, poseen una misma esencia y se sostienen por un único tronco. Lo mismo cabe para el sorprendente mundo.

A lo largo del libro le hemos dedicado especial y casi exclusiva atención a la reflexología que previene y combate enfermedades a través de los pies y, en menor medida, también nos hemos referido a la reflexología de las manos. Sin embargo, estas no son las únicas formas que la reflexología reconoce. Existen otras ramas.

Una clasificación más exhaustiva no puede dejar de lado a la iridología, la reflexología auricular, la reflexología del cuero cabelludo, la reflexología facial, la reflexología de dedos y uñas, la reflexología del abdomen, la reflexología de la piel, la dígito-puntura, la dígito-presión, la acupuntura, la manopuntura, la reflexoterapia vertebral y la auriculoterpaia.

A diferencia de la reflexología de pies y manos, estos rubros son excepcionalmente utilizados en Occidente, pero algunos de ellos son muy populares en otras culturas.

Todas estas ramas constituyen reflexoterapias cuyo accionar se basa en el estímulo de centros reflejos. Este es el denominador común que las une. Las diferencias entre cada una, sin embargo, también caracterizan a la reflexología.

He aquí la definición de cada rama, con el objeto de completar la clasificación de la reflexología:

IRIDOLOGÍA

Es el reconocimiento y la aplicación en el diagnóstico de enfermedades, a través de las zonas micro-reflejas en el iris de los ojos, las cuales corresponden a los órganos internos. De esta forma, mediante la modificación de las estructuras y el color visibles del iris, es posible obtener información del estado de salud que tiene cada órgano del cuerpo. Este es un método útil sólo para fines de diagnósticos, ya que no tenemos acceso al iris de los ojos para producir estimulación alguna desde ese sitio. Es efectivo en un terreno teórico, pero inútil en la práctica.

REFLEXOLOGÍA AURICULAR

Se denomina así a la teoría de la reflexología aplicada al pabellón de las orejas. Este método es frecuentemente utilizado por los acupunturistas, sobre todo en tratamientos prolongados en los que la portación de agujas en otros sitios de la piel resultaría muy molesta para cualquier persona con abundante actividad cotidiana.

REFLEXOLOGÍA DEL CUERO CABELLUDO

En el área de la cabeza, debajo del cabello, existe un

gran número de zonas micro-reflejas de órganos y estructuras corporales internas. La presencia del pelo dificulta el tratamiento. Puede constituir una alternativa en casos de pies y manos muy dañados.

REFLEXOLOGÍA FACIAL

Al igual que en el área de la cabellera, en la cara también se han descubierto una gran cantidad de zonas micro-reflejas de un número importante de órganos, glándulas y estructuras corporales. Su utilización en terapias reflexológicas también se manifiesta en casos muy excepcionales.

REFLEXOLOGÍA EN DEDOS Y UÑAS

Este es un método utilizado en un tipo de medicina oriental llamado Su Jok, en el que se utilizan imanes o vegetales aplicados en áreas específicas para conseguir estimulación en zonas micro-reflejas localizadas en dedos y uñas. En Occidente, su utilización es escasa y excepcional.

REFLEXOLOGÍA DEL ABDOMEN

Este sistema reflexológico es muy popular en países como Corea y Japón y casi impracticable en Occidente. Está basado en el mismo principio de todas las otras ramas descriptas anteriormente.

REFLEXOLOGÍA EN LA PIEL

En la piel de casi todo el cuerpo está localizada una inmensa cantidad de áreas micro-reflejas, las cuales tienen su mayor aplicación en el sistema de curación de origen oriental llamado Acupuntura.

De este sistema, algo más establecido en Occidente, se desprenden otros métodos populares, tales como la Dígito-puntura o Dígito-presión.

ACUPUNTURA

Esta es la denominación que se le da al sistema milenario que estimula puntos reflejos con agujas teniendo en cuenta los meridianos de energía propuestos por la medicina china.

MANOPUNTURA

Se designa así a la rama reflexológica que utiliza los mismos recursos que la acupuntura, pero aplicados sólo en las manos.

REFLEXOTERAPIA VERTEBRAL

Se aplica mediante percusiones o presiones en las apófisis espinosas y en los espacios intervertebrales. Al igual que la reflexología del abdomen, su utilización se evidencia en casos esporádicos y excepcionales.

AURICULOTERAPIA

Se trata de la rama por la cual es posible estimular puntos reflejos de la oreja mediante instrumentos u objetos pequeños. Se asemeja a la reflexología auricular, detallada anteriormente.

REFLEXOLOGÍA DE LA MANO

Las manos constituyen partes del cuerpo muy nobles y apropiadas para localizar zonas micro-reflejas correspondientes a todos los órganos del cuerpo. Su utilización es muy normal en Occidente y constituye la alternativa primera en caso de no poder emplear la reflexología mediante los pies.

REFLEXOLOGÍA PODÁLICA

Se denomina así a las zonas micro-reflejas de cada uno de los órganos del ser humano, alojadas en el área de los pies. Este es el método más frecuentemente utilizado y el más popular de la reflexología, tanto en Oriente como en Occidente. Se trata de la rama que este libro ha analizado en detalle por ser la más convencional a la hora de encarar un tratamiento reflexológico.

Las ramas podadas; las ramas crecidas

Todas estas ramas de la reflexología constituyen alternativas, opciones que se le presentan al terapeuta y al paciente según cada caso.

Ya hemos hablado sobre la dificultad de un reflexólogo para tratar algún mal determinado cuando un pie se encuentra dañado. Por eso, si no se puede estimular un órgano cualquiera mediante la planta de un pie, siempre es bueno contar con otras posibilidades. Repetimos: la reflexología jamás baja la guardia, no abandona su misión, busca alternativas, analiza opciones, vislumbra otros caminos, encuentra maneras de llegar al mal a través de otras partes del cuerpo que permitan emplear la acción de estímulo-efecto. Lo mismo sucede cuando, desgraciadamente, el paciente carece de uno o de ambos pies.

Veremos, a modo de ejemplos. Si un reflexólogo encuentra el pie de un paciente altamente dañado, afectado, tal vez, por callos, pie de atleta, lesiones provocadas por el calzado, piel engrosada, micosis, ampollas o juanetes, entre otros males, estará en condiciones de emplear la terapia a través de las manos. Este es un ejemplo clásico que demuestra que la reflexología es capaz de reemplazar una zona dañada del cuerpo por otra sana con el fin de llevar adelante su noble misión.

Ya hemos explicado páginas atrás que si un paciente tiene el tobillo hinchado y dolorido, puede trabajarse mejor la muñeca para no perjudicar aún más aquel tobillo lesionado y no aumentar el dolor. Es decir, no lo trata directamente. De manera indirecta, la reflexología también puede llegar a una zona específica.

En ocasiones, luego de una amputación de alguna extremidad, una persona evidencia lo que se denomina "dolores fantasma" en el área donde solía encontrarse la extremidad amputada. Esos trastornos se alivian de la misma manera que en el ejemplo del tobillo hinchado, utilizando el principio de zonas reflejas indirectas. Por ejemplo, si se ha amputado un pie, puede darse el tratamiento en la mano del mismo lado del cuerpo. De igual forma, es posible tratar el codo masajeando la rodilla.

Así, la estricta clasificación de la reflexología que hemos enumerado y detallado anteriormente, se propaga, se expande, casi infinitamente. La reflexología posee sus específicas ramas clasificatorias; pero si una de estas ramas se hace imposible de emplear, surgirán otras en beneficio del paciente.

La reflexología es una ciencia viva que busca sus caminos para la sanación, que se abre paso, como cualquiera de nosotros, en su afán irrenunciable de hallar las rutas de la vida. Por eso, su clasificación es vasta, como la vida misma. Y esto también le cabe al mundo.

Holística y sintomática

Una completa clasificación de la reflexología no estaría terminada si no nos referimos a las dos grandes categorías con que se la agrupa: holística y sintomática. Si bien estos conceptos ya fueron observados en este libro durante la sección titulada La terapia total, cabe en el marco de este capítulo detallar ambas cuestiones.

La reflexología, al igual que otras terapias alternativas,

recibe la calificación de holística. Se trata de un vocablo que deriva del griego holos, que significa "entero, completo". La holística, por lo tanto, es una filosofía, un estilo de vida, un modo de mirar al ser humano en su integridad y globalidad. Las causas de una enfermedad localizada en algún punto del organismo de una persona no siempre están alojadas en ese punto. Los orígenes pueden ser muy profundos y distantes. Es posible aliviar el dolor mediante un tratamiento eficaz y rápido. Pero la reflexología holística prefiere indagar las causas, rastrear las pistas, hallar las raíces, investigar el terreno en todos sus planos, físico, mental y espiritual, puesto que entiende al hombre como un todo, en el que cada uno de los componentes que lo integran, por más desasociados que parezcan, se encuentran conectados por vías no tan misteriosas como el común de la gente suele suponer. Para la reflexología holística, el hombre es un todo compuesto por cada uno de los detalles de su organismo, el ambiente que lo rodea, y el espíritu que lo define.

Asimismo, existe un ramal de la reflexología denominado sintomática, que se asemeja al concepto medicinal de las terapias tradicionales. La reflexología sintomática aplica su técnica en el paciente de manera localizada, acotada, prestándole más atención a la zona afectada determinada que a la totalidad (holística) del paciente. Este tipo de reflexología sirve para aliviar un dolor, de manera urgente, rápida y eficaz, atenuando los efectos de un trastorno que requerían, desde el vamos, una acción acelerada. Lo conveniente es, una vez solucionado el problema local y atenuado el dolor, encarar un tratamiento global en base a la reflexología holística.

Todos nosotros contamos con la posibilidad de tener una buena salud y una vida fructífera y productiva. No es patrimonio de unos cuantos; la reflexología no discrimina. Cuando nos enfrentamos a dificultades se nos hará más fácil el camino si podemos verlas como mensajes de que hay cosas que podemos hacer para mejorar nuestra situación. Es decir, si podemos enfocar el problema de salud como un proceso que lleva a una mejora potencial de la calidad de nuestra existencia y a una mayor percepción de nosotros mismos, dejaremos de considerarnos víctimas pasivas de un desorden de salud, pues estaremos en condiciones de observarnos como lo que realmente somos: verdaderos instrumentos de nuestra propia curación. Lo que necesitamos es ajustar nuestras creencias, convicciones y deseos de curar el trastorno desde la raíz mismo, o sea, de curar la causa, y no sólo el síntoma, tal como profesa la reflexología holística. Eso nos permitirá recuperar la salud con una comprensión más profunda de lo que puede producir satisfacción a nuestras vidas. Sólo si logramos ampliar nuestra conciencia del cuerpo, de la mente y del espíritu, conseguiremos alcanzar un mejor proceso de curación y, de esta manera, la obtención de una vida plena en todo los sentidos. Vivir es un milagro, pero la concreción de ese milagro se encuentra más en nuestras manos que en la divinidad. Los seres humanos somos capaces de crear vida. De la misma manera, debemos ser capaces de curar los males que atentan contra esa vida y de mejorar nuestra existencia, milagrosa pero posible.

Así, completado el panorama clasificador de la reflexología, estamos en condiciones de confeccionar el siguiente esquema con el objeto de graficar, esencialmente, el tronco y las ramas del gran árbol de la reflexología:

Este esquema es apenas un síntesis que demuestra que la reflexología está en condiciones de ofrecerles al paciente y al profesional diversas posibilidades para encarar exitosamente la curación de una enfermedad o dolencia. Los caminos son vastos y numerosos. Las ramas del gran árbol crecen y se reproducen en busca de los métodos más apropiados de curación. Por lo tanto, el margen de fracaso y error, en reflexología, son escasos, prácticamente nulos.

Sin embargo, es preciso aclarar que un terapeuta en reflexología no siempre conoce a la perfección las distintas ramas de esta disciplina. Esto significa que aquel reflexólogo especializado, por ejemplo, en la rama denominada podálica no necesariamente es un profesional avezado en acupuntura. Cada rama, si bien se sostienen en un mismo tronco y parten de una única raíz, poseen demasiadas aristas, especificaciones, propiedades y características propias, por lo que demandan, cada una de ellas, varios años de estudio, especialización y práctica.

Es muy importante que el paciente esté conciente de esta realidad, con el fin de no sufrir engaños por falsos especialistas o terapeutas inexpertos en alguna de estas ramas. Cada una de estas bifurcaciones requiere de una técnica precisa que sólo podrá llevar a buen puerto aquel terapeuta que la conoce a la perfección. La salud no es un juego y no puede ser puesta en manos del azar.

La reflexología, con cada una de sus ramificaciones, necesita de profesionales probos, honrados, íntegros y conocedores del oficio. Al igual que en la medicina tradicional, un reflexólogo debe estar en constante estudio, actualizándose e informándose sin pausa. De la misma forma, la reflexología necesita pacientes atentos, despiertos a cualquier desprolijidad o engaño. Una vez más, incluso en este aspecto, profesional y paciente caminan juntos, activamente, en busca de una curación honesta, alejada de falacias y trampas. Por el bien de la salud. Por la salud de la reflexología.

La comparación de la reflexología con un árbol no es caprichosa ni se trata sólo de una metáfora. El árbol tiene su sostén en la tierra, a través de sus raíces firmes que se aprehenden al suelo con vigor, mientras que sus ramas crecen hacia al cielo, mirando siempre hacia arriba, con un

REFLEXOLOGÍA

HOLÍSTICA

SINTOMÁTICA

REFLEXOLOGÍA PODÁLICA
REFLEXOLOGÍA DE LA MANO
IRIDOLOGÍA
REFLEXOLOGÍA AURICULAR
REFLEXOLOGÍA DEL CUERO CABELLUDO
REFLEXOLOGÍA FACIAL
REFLEXOLOGÍA EN DEDOS Y UÑAS
REFLEXOLOGÍA DEL ABDOMEN
REFLEXOLOGÍA EN LA PIEL
DIGITOPUNTURA
DIGITOPRESIÓN
ACUPUNTURA
MANOPUNTURA
REFLEXOTERAPIA VERTEBRAL
AURICULOTERAPIA

TRATAMIENTO A TRAVÉS DE ZONAS REFLEJAS

DIRECTAS

INDIRECTAS

afán superador, altruista. Pero lo que lo mantiene vivo es esa enorme voluntad de aferrarse, más allá de temporales y peligros, al piso que lo sujeta. Lo mismo sucede con un ser humano, que tiene los pies sobre la tierra, sólido y seguro, caminando por la vida a paso firme, dejando huellas de experiencia y sabiduría. Y asimismo, se permite mirar al cielo con aires de soñador, elevar la cabeza, lleno de proyectos.

La reflexología incorpora esta figura para su propio mecanismo terapéutico. Entiende que una persona tiene sus cimientos en los pies, pues son las raíces que la afianzan a la tierra, mientras que su mente y espíritu vuelan sin freno con afán superador y aventurero. El mismo afán altruista que tuvieron el médico estadounidense William H. Fitzgerald y la fisioterapeuta norteamericana Eunice Ingham, pioneros de la reflexología en Occidente. Ellos, sin apartar los pies de la tierra, con el típico realismo y cuidado que poseen las personas de ciencia, se permitieron adaptar sus conocimientos científicos tradicionales en función de una disciplina que, hasta no hace mucho tiempo atrás, era prácticamente desconocida en estos países. Hicieron de la investigación y el descubrimiento una auténtica fiesta de salud y bienestar. Se basaron firmemente en sus estudios y crecieron, como un árbol, hasta alcanzar otras formas de curación, inéditas hacia entonces. Comprendieron que el gran árbol de la vida puede elevarse más y más, como las ramas de la reflexología, que crecen, se elevan y se reproducen en busca de curas, soluciones, combatiendo el dolor y mejorando la calidad de vida de la gente.

La reflexología es una disciplina de sólidas bases, de milenarias raíces bien firmes, y altos ideales que, aún, no han llegado a un final de crecimiento. Como la vida misma. Eterna.

CONCLUSIÓN

Hemos arribado, todos juntos (lectores, autor y editores) a las líneas finales del libro. Recorrimos un camino ascendente, comenzando, primero, por los aspectos teóricos de la reflexología, continuando por la etapa práctica, hasta finalizar, en este preciso momento, tratando de enumerar algunas consideraciones, a modo de conclusión.

Aprendimos que la reflexología no es una superstición, ni una disciplina mágica que vende ilusiones y engaños. La refleoxología es un arte, una ciencia seria, probada, enmarcada en las medicinas alternativas, con fuerte sustento académico, capaz de prevenir y curar enfermedades de todo tipo, desde las más simples hasta las más complejas.

Vimos que la reflexología no es un invento de algún inescrupuloso oportunista con afán de lucrar en el ámbito de la medicina. La reflexología nació con el hombre, en el origen de los tiempos, y las técnicas de curación reflexológicas fueron descubiertas hace miles y miles de años, y perfeccionadas por prestigiosos doctores hace siglos. Es decir, la reflexología no es una disciplina pasajera, efímera o mentirosa.

Observamos que la reflexología, si bien puede ser complementada con alguna terapia de medicina convencional, posee evidentes diferencias con los tratamientos médicos tradicionales. La reflexología, por naturaleza, es holística. O sea, cura desde la raíz, no descuida ningún aspecto del ser humano. Considera que una enfermedad, por más común que parezca, pude poseer orígenes profundos. Así, la reflexología actúa sobre todos los niveles que componen a una persona: físico, mental, emocional y espiritual. Además, una diferencia sustancial con otros tratamientos convencionales es que, en la reflexología, no se necesita ingerir ningún tipo de medicamento, no existe la cirugía, no hace falta la internación, no debe visitarse al farmacéutico; la reflexología es tan natural que su tratamiento requiere sólo de la presencia del paciente y el terapeuta.

Es tan noble y transparente la reflexología que su ejercicio puede ser absolutamente gratis. ¿Cómo?. Mediante un autotratamiento. Sí, el paciente, conociendo algunas técnicas básicas, está en condiciones de suministrarse una terapia, en casa, a solas, en cualquier momento, y sin gastar una solo peso.

Hemos estudiado, además, que los pies de una persona son mucho más que un mero portador del calzado. Son la base, el sostén, los cimientos de toda nuestra salud. A partir de nuestros pies (y también de nuestras manos) es posible conectarse con otras áreas del organismo con el objeto de tratar diversas dolencias o enfermedades y, también, de prevenirlas.

Practicando la reflexología comprobaremos, además, que no se trata sólo de una disciplina médica capaz de suministrar salud. Es un arte que, a través de su ejercicio, estimula el goce, el placer, el disfrute.

En este libro hemos enumerado casi cincuenta enfermedades o dolencias físicas y orgánicas que la reflexología puede curar. Desde un dolor de muela hasta una úlcera pronunciada, el ejercicio reflexológico puede constituir la herramienta eficaz para la cura o la prevención de cualquier dolencia.

Entre muchas de sus cualidades, la reflexología también es sensata, honesta, verdadera. No promete lo que no puede cumplir. Hay ocasiones en que la cura se dificulta, fundamentalmente, cuando el paciente no se cuida, cuando no abandona sus ábitos nocivos de conducta, tan inconscientes como asimilados en nuestras grandes sociedades modernas. Dejar el cigarrillo, comer sano, preocuparse por mejorar la calidad de vida, son algunos de los factores que posibilitarán que la reflexología tenga éxito. Si reincidimos en nuestros hábitos equivocados, es poco lo que la reflexología puede hacer.

La reflexología enseña a no discriminar. En primer lugar, debemos aprender a aceptar todas aquellas terapias alternativas que nos parecen lejanas –reflexología incluida, puesto que no desean el mal de las personas, sino todo lo contrario. Estudiarlas, comprenderlas y practicarlas son actos de tolerancia, inteligencia, sabiduría y amor por lo sano. Y en segundo lugar, la reflexología no discrimina, puesto que al ser una disciplina inherente, inseparable de cada ser humano, cualquier persona (grande, niño, joven o anciano), está en condiciones de practicarla, con los recaudos correspondientes según cada caso.

En conclusión, con la reflexología es más lo que tenemos que ganar que lo que perder, considerando que una derrota, en esta materia, es algo excepcional, extraño, ya que ésya disciplina busca siempre alternativas, caminos, opciones para encontrar la salud del paciente, más allá de las trabas que encuentre en su andar. La palabra fracaso difícilmente figure en su vocabulario.

A lo largo de sus páginas, este libro ha intentado demostrar lo que ya se anticipaba en el prólogo: que la reflexología es una ciencia seria, adulta y eficaz. En ningún momento el libro se ha propuesto convencer a sus lectores sobre las bondades de la reflexología; ha intentado demostrar, con pruebas contundentes, que la reflexología puede ser otra herramienta, entre las muchas que utiliza el hombre, para combatir enfermedades. El convencimiento o no, forma parte de cada uno.

Vivimos épocas difíciles. El mundo está convulsionado. Hay guerras y epidemias. Hay preocupación y enfermedades. Por eso, debemos abrazar, ahora mismo y con todas nuestras fuerzas, aquellas cosas que nos hacen bien, que nos fortalecen, que nos mejoran la calidad de vida. Ojalá que la reflexología le permita al lector encontrar ese camino de salud y bienestar. No hace falta hallar la dicha corriendo hacia distintos sitios, buscándola por todos lados, desesperadamente. Yendo de aquí para allá en busca de una felicidad y bienestar que parecen esquivos. No importa hacia donde nos dirijamos, la salud irá con nosotros, porque está en nosotros. Aunque estemos enfermos, la cura está en nosotros. La reflexología así lo ha entendido. La salud, amigos lectores, no hay que buscarla en lugares alejados, inaccesibles, remotos, imposibles, burocráticos, costosos, engañosos, artificiales o falaces. La salud está más cerca de lo que suponíamos. Está a nuestros pies.

SUMARIO

Introducción...7

1. LA TEORIA..13
Primeros conceptos sobre reflexología....................15
Los pies, cimientos de nuestro ser.......................17
Historia de un arte milenario............................20
Desde adentro..23
La terapia total...25
Consideraciones sobre las distintas medicinas............27
Todas las zonas..30
Algo más sobre los reflejos..............................36
Acerca del calzado.......................................37

2. EL TRATAMIENTO...41
Morfología del pie.......................................43
Capacidades diferentes...................................47
Precauciones a la hora del tratamiento...................48
¿Cuándo practicar la reflexología?.......................49

¿Qué cuidados hay que tener con niños o embarazadas?...49
¿Qué pasa si tenemos los pies lesionados?......................50
Todo sobre el tratamiento.......................................50
Modificar nuestras conductas nocivas............................58

3. LA AUTOTERAPIA...61
Reflexología para ejercitar a solas y en casa..................63
Nociones básicas de la autoterapia reflexológica............74
Dolencias para combatir uno mismo...........................78
Absceso..78
Acné..78
Adicciones...79
Alergias..79
Ansiedad...79
Ardores estomacales..80
Artritis y reumatismo...80
Asma..80
Calambres..80
Calculos biliares..81
Cáncer..81
Ciática..82
Cistitis..82
Conjuntivitis e inflamación.....................................82
Depresión..83
Dolor de cabeza...83
Dolor de muela..84
Dolor de oídos...84
Eczema...85
Embarazo...85
Estreñimiento...85
Estrés...86
Fatiga...86
Fiebre del heno..86
Fracturas...86
Gases...87

Gota..87

Hemorroides...88

Hernias..88

Herpes...88

Hipertensión..89

Hipos..89

Hipotension...89

Incontinencia...90

Indigestión..90

Insomnio...90

Menopausia..91

Mucosidad...91

Obesidad..91

Piedras en los riñones y otros trastornos renales............92

Problemas circulatorios..92

Problemas menstruales...93

Problemas sexuales..93

Resfriado..94

Rigidez de cuello..94

Trastornos oculares..94

Úlceras...94

Algunos conceptos sobre los ejercicios reflexológicos.....95

Los beneficios primarios de la reflexología....................96

Las terapias del señor López...................................99

Una cuestión de actitud...102

4. LA CLASIFICACION...107

Todas las ramas de la reflexología...........................109

Iridología..110

Reflexología auricular..110

Reflexología del cuero cabelludo............................111

Reflexología facial...111

Reflexología en dedos y uñas.................................111

Reflexología del abdomen.....................................111

Reflexología en la piel..111

Acupuntura...112
Manopuntura...112
Reflexoterapia vertebral...................................112
Auriculoterapia...112
Reflexología de la mano...............................112
Reflexología podálica.....................................112
Las ramas podadas; las ramas crecidas............113
Holística y sintomática.......................................114

CONCLUSIÓN..121